Criar hijos felices y resilientes,
padres asertivos mejorando la crianza

Criar hijos felices y resilientes, padres asertivos mejorando la crianza

Marta Calvo Martínez

Círculo Rojo
EDITORIAL

Segunda edición: Junio 2024

Primera edición: Febrero 2024

Depósito legal: AL 236-2024

ISBN: 978-84-1061-579-3

Impresión y encuadernación: Editorial Círculo Rojo

© Del texto: Marta Calvo Martínez
© Maquetación y diseño: Equipo de Editorial Círculo Rojo
Editorial Círculo Rojo

www.editorialcirculorojo.com
info@editorialcirculorojo.com

Impreso en España — Printed in Spain

A mis hijas y a mi marido,
porque somos un gran equipo.
¡Os quiero muchísimo!

Prólogo

Este libro cayó en mis manos en el momento más adecuado posible: ¡tan solo hacía unos meses que había nacido mi hija Martina!

Sabía que me iba gustar siendo Marta la persona que estaba detrás de este proyecto. La vida, de manera circunstancial, me dio la oportunidad de cruzarme en su camino hace ya unos años.

Desde entonces, Marta despertó en mí un profundo sentimiento de admiración. Desde el primer momento supe que estaba ante una persona extraordinaria

Marta es una mujer con un gran sentido común, autenticidad, perseverancia y honestidad.

Su espíritu de superación y su firme defensa de la independencia y la libertad son cualidades que la definen.

En nuestras primeras conversaciones me hacía saber lo importante que era para ella la familia. Marta es una persona que comunica con los ojos, y sus ojos me transmitían un mensaje claro: "quiero que mis hijas sean felices".

Al leer este libro, me di cuenta de que Marta no solo hablaba de la felicidad, sino que en su día a día pone el 100% de su fuerza, energía y alma para que sus hijas se desarrollen saludablemente. Su objetivo es que puedan ser niñas felices y, el día de mañana, adultas con una buena salud mental, capaces de desenvolverse en este mundo sin grandes dificultades.

Al sumergirme en este libro sobre crianza respetuosa, he recordado las ideas del destacado pediatra y psicoanalista británico Donald Woods Winnicott (1896-1971).

Winnicott es conocido por sus ideas innovadoras sobre el desarrollo infantil, especialmente por introducir el concepto de *"madre suficientemente buena"* para desafiar la idea de la *"madre perfecta"*.

Según Winnicott, ser una madre perfecta no es necesario ni beneficioso para el desarrollo saludable de los bebés. Él argumentaba que cometer errores era parte esencial del proceso de crianza, ya que permite al niño aprender sobre la realidad de un mundo imperfecto.

El concepto de *"madre suficientemente buena"* de Winnicott destaca la importancia de equilibrar la seguridad con la libertad en la crianza.

En resumen, una *"madre suficientemente buena"* está presente y disponible para su hijo en la medida de lo posible, satisfaciendo sus necesidades, brindándole consuelo y mostrándole amor. Al mismo tiempo, reconoce que cometerá errores a lo largo del camino. Estos fallos son naturales y, según Winnicott, fundamentales para el aprendizaje y el crecimiento tanto del niño como de la madre en su rol parental.

Una *"madre suficientemente buena"* permite que su bebé actúe de acuerdo con su verdadero yo. Acepta que, a sus ojos, su bebé puede ser "imperfecto" o incluso "desobediente". Deja de lado sus propias expectativas sobre cómo debería ser su hijo para permitirle ser quien realmente es. Alienta la autenticidad del bebé, mostrándole que estos aspectos son positivos, válidos y aceptables tanto para ella como para los demás.

Además, según Winnicott, una *"madre suficientemente buena"* también puede no estar de acuerdo con ciertos comportamientos de su hijo, pero tiene la capacidad de manejarlos sin influir negativamente en la personalidad del niño. Esto permite que el bebé aprenda que es libre de ser él mismo, sin que esto afecte su conexión con los demás.

Las ideas que Marta refleja en este libro me recuerda a muchas de las ideas que defendía

Winnicott. Marta apuesta por la importancia de poner el foco en criar niños felices y resilientes, no perfectos.

En resumen, haciendo alusión al concepto de "madre lo suficientemente buena" y extrapolándolo a los niños, podemos decir que: ¡los padres debemos contribuir a que los niños hagan las cosas lo "suficientemente bien", no perfectas!

Este libro recoge consejos prácticos para que los padres y madres se sientan acompañados en su proceso de crianza. Marta ha compartido con generosidad todo lo que ha aprendido sobre crianza a lo largo de estos años. De manera cálida, sencilla y cercana, nos transmite la importancia de criar con sentido común, cariño y absoluto respeto.

Este libro es una guía indispensable para cualquier padre y madre que deseen criar hijos felices y resilientes. Inspira, motiva e impulsa a alcanzar nuestra mejor versión como padres.

¡Gracias Marta por tu generosidad al compartir tu experiencia de crianza y todo lo aprendido estos años! Ha sido un regalo encontrarme con este libro en este momento de mi vida, ¡Absolutamente recomendable!

Sofía Gil Guerrero.

Psicóloga.

Directora del Centro de Psicología MindUp Psicólogos.

Introducción

No hay escuela igual que un hogar docente y
no hay maestro igual a un padre virtuoso

La verdadera educación consiste en obtener
lo mejor de uno mismo

MAHATMA GANDHI

Soy madre de mellizas, maestra de primaria, me encanta aprender y dedico gran parte de mi tiempo a formarme e informarme de todas aquellas cosas que me interesan y me resultan de utilidad. Es por esto que me encuentro aquí recopilando los apuntes y notas que he tomado después de haber indagado profundamente en el tema de la crianza y educación, en parte por vocación y en parte por necesidad.

Me decidí a escribir este libro porque me di cuenta de que hay diversas corrientes y teorías varias sobre el tema que nos atañe, pero ninguna me satisfacía del todo porque eran muy radicales o muy laxas, desacreditaban la autoridad de los padres o los representaban como seres dictatoriales. Fue entonces cuando escogí algunos de los mejores libros que fui encontrando para elaborar un texto que aunase toda aquella información de interés y muy útil en un solo libro obviando aquello que me parecía que no aportaba y poniendo el foco en aquellas partes de las que, según mi criterio, se podía sacar provecho. Así llegué hasta aquí.

Mi intención con este libro no es aleccionar o instruir, sino simplemente mostrar cómo he salvado yo los retos educativos que ofrece esta aventura cambiante y única para cada niño o niña que es la crianza, además de exponer ejemplos prácticos de cómo aplico las teorías a la vida cotidiana con mis chicas.

De todos los trabajos que he desempeñado, la crianza y educación de mis hijas es, con creces, el más demandante, física y emocionalmente, con gran responsabilidad, pues estamos creando las generaciones futuras, pero, sin embargo, es, a la vez, el que más alegrías reporta.

Es difícil explicar cómo es ser padre o madre y qué conlleva si no lo eres todavía, pero, mediante este libro, pretendo exponer los trucos que a mí me funcionan en la crianza y así ayudar a todo aquel que tenga el afán de mejorar como padre o madre y aprender más sobre sí mismo y su hijo o hija. Esta es la manera en la que casi he aprendido yo más de mí misma de cómo educar a mis peques disfrutando de las etapas por las que pasamos en la crianza, superando el estrés y las dificultades, cultivando la paciencia y tomándome las cosas desde un punto de vista positivo, a modo de crítica constructiva.

El mundo cambia y la sociedad evoluciona, y nosotros, con ella, y la educación debe adaptarse y mejorar utilizando todos los conocimientos de los que disponemos hoy día para entender y acompañar a nuestros hijos durante su desarrollo proporcionándoles apoyo y comprensión sin olvidarnos de marcar límites, prepararlos para enfrentarse a las frustraciones y todo esto, a ser posible, sin volvernos locos. Queremos niños resilientes y asertivos capaces de trazar metas y alcanzarlas siendo respetuosos y sin dejarse avasallar. Niños equilibrados, con buena gestión de sus emociones, empáticos, con relaciones interpersonales positivas y sanas y con motivación y constancia para proponerse un futuro lleno de esfuerzo para una gran recompensa.

Queremos niños y niñas únicos que se quieran y se respeten tanto a sí mismos como a los demás. Chicos y chicas valientes, comprometidos, con objetivos y metas y dispuestos a dar siempre lo mejor de sí.

Etapas del desarrollo, cerebro del niño

La educación no es la preparación para la vida,
la educación es la vida misma

JOHN DEWEY

Es más fácil criar niños fuertes que
reparar hombres rotos

FREDERICK DOUGLAS

La primera infancia abarca desde cero a tres años, que es cuando, de repente, de un día para otro, las familias se desordenan y pierden ese preciado equilibrio para verse envueltas, sin estar preparadas, en un huracán de biberones, pañales y noches de insomnio. Todo es muy intenso. Nadie te prepara para lo que se te viene encima y no dispones de las herramientas emocionales para afrontar situaciones que te llevarán al límite. Es muy difícil lidiar con un bebé en pleno cólico o en plena crisis de lloros porque está cansado o tiene hambre, cuando, además, nosotros mismos también estamos agotados, trabajamos dentro y fuera de casa, pretendemos seguir con nuestra vida social y, sumándose a todo esto, queremos criar de manera equilibrada a nuestros hijos o hijas. Por este motivo, en ocasiones, nos vemos desbordados, nos ponemos en modo adulto, pensamos en los niños como iguales y tendemos a interpretar que el niño o la niña nos manipula, nos ha tomado la medida, sabe lo que hace y nos quiere fastidiar. Todo ello siempre desde la perspectiva de adulto plenamente desarrollado.

Pero, en el caso de los peques, no es así, solo se trata de nuevos estados y emociones que no saben gestionar por su falta de desarrollo pleno y búsqueda incansable del apoyo y el apego de la persona que los cuida y cubre sus necesidades. Puede que, debido al cansancio, a no dormir, a un mal día o preocupaciones varias, a menudo pierdas los nervios, pero ello no te convierte en una mala madre o un mal padre.

En esta etapa temprana, los bebés funcionan de manera instintiva, en modo supervivencia, y, aunque no lo parezca, aprendemos muchas cosas antes de poder siquiera pensar con palabras. Los recién nacidos intuyen por el tono en las palabras al pronunciarlas y el lenguaje no verbal —gestos— cuáles son las emociones que los acompañan y esto provoca en ellos una reacción como consecuencia, ya sea de calma o de desasosiego.

Nosotros, en casa, al recibir la noticia de que íbamos a tener mellizos o mellizas o niño y niña, nos llenamos de alegría a la par que de incertidumbre. No solo íbamos a ser padres, sino que íbamos a ser padres de ¡dos bebés! Si ya cuesta con un bebé, pues imaginad con dos, el cambio fue un tsunami de emociones y cuidados de recién nacido. Me di cuenta de que, si yo estaba agotada y desesperada por que se durmieran un ratito y poder ducharme o comer tranquila, más lloraban buscando mis brazos. Sin embargo, si pensaba que tenía todo el tiempo del mundo para dormirlas y que no importaba nada más, caían rendidas antes de que me diera cuenta. Mi estado de ánimo era contagioso.

Los peques nos enseñan, nos hacen ver quiénes somos y cuáles son nuestras virtudes y nuestras debilidades a través de las neuronas espejo, en las que nos vemos reflejados; por eso, cuando estemos al límite, debemos respirar hondo y ver qué nos está mostrando nuestro peque con su comportamiento. Quizás su frustración sea el reflejo de la nuestra propia. Es así cuando le estamos pidiendo que se vista más rápido, que llegamos tarde al cole, y él o ella te mira agobiado porque necesita más tiempo del que le das para realizar esa tarea, ve que no puede, y tu reacción a esa situación es la ira, lo que hace que él o ella también se frustre y se enfade.

De cero a un año, el bebé requiere atención, afecto y amor, según el psicólogo estadounidense Harry Harlow (1905-1981), basándose en la teoría del apego y tras unos experimentos muy controvertidos con monos en los años sesenta, que demostraron que la necesidad de contacto es instintiva y básica en los bebés. Nos explica la importancia del apego en los primeros años de vida para criar niños seguros de sí mismos, sanos e independientes.

En mi caso, con mellizas, el tema apego era y es un tanto complicado y en bastantes ocasiones he tenido que escoger funcionalidad en lugar de apego. En esta etapa, pasé por muchos momentos confusos y tenía miedo de algunas cosas que se fueron solucionando solas.

Como mis peques son mellizas, yo lo pasé todo doble, pero tampoco sé lo que es tener un solo bebé y considero que para todas las madres y todos los padres primerizos es igual de duro al comienzo.

Yo no quería darles el pecho y me había hecho a la idea de darles biberón desde el primer día obviando el tema del apego en la lactancia materna por razones prácticas; así, mi marido podría ayudarme —otra cosa que os tengo que decir es que, en la crianza, lo que planeas y lo que al final sale puede que no tenga nada que ver—, pero, como es normal en un parto múltiple, mis peques se adelantaron, a pesar de estar desde el quinto mes medicada para evitar las contracciones y en reposo absoluto. Todo comenzó en el paritorio porque mis chicas estaban colocadas desde hacía mucho, pero acabamos en cirugía de emergencia por razones de seguridad.

Un inciso: no tengáis miedo, el parto, al igual que la crianza, no se puede idealizar, pero, por lo general, siempre sale bien.

La matrona, nada más recuperarme de la cesárea de emergencia, me dijo que, para una de mis niñas, era muy necesario darle el pecho, así que, sin dilación alguna, me puse manos a la obra. Mi intención era sacarme la leche con el sacaleches y después dársela en biberón, más o menos siguiendo mi plan inicial, pero, tras una semana de ciclos de sacarme leche, dar el biberón a una, dárselo a la otra y vuelta a empezar, me di cuenta de que era no era viable y requería demasiado esfuerzo, lo que me llevó a darles el pecho a las dos peques durante tres meses en los que lo único que hacía era dar pecho, cambiar pañales, comía cuando podía y dormía una media de dos horas al día. Esto, ciertamente, me proporcionó una relación más estrecha con mis hijas, ya que yo no experimenté un amor profundo al nacer estas, sino que nuestro vínculo se fue haciendo más y más estrecho con el paso de los días y con la lactancia de esos primeros meses.

Llegó el momento en el que yo no pude más y empecé a combinarlo con biberón, a pesar de mis miedos por si no lo fueran a querer, y, tras una o dos semanas de evitar tomas y vaciar mis pechos en la ducha, dejé de darles definitivamente leche materna y funcionamos con biberón de fórmula perfectamente. Todo un alivio.

Otra de las cosas que me trastornó en esta fase fue mi vida laboral: fui incapaz de retomar el trabajo y dejarlas al cuidado de terceros tras la breve baja por maternidad, ya que, lamentablemente la conciliación familiar y laboral no nos permite compaginar nuestras vidas profesionales con nuestros retoños. Tuve que redefinir prioridades.

De uno a los tres años, el niño descubre el yo y el no. El peque quiere descubrir el mundo entero, explorar y ganar autonomía, pero, a la vez, es inseguro, miedoso, y necesita de mamá o papá para todo. En esta etapa, hay que intentar canalizar su energía y curiosidad hacia tareas y desafíos sin dejar de poner límites cuando sea necesario, por supuesto. Hay que alentarle a experimentar y que descubra sus propios límites.

Aquí, mi marido es mucho mejor que yo, porque su padre ve diversión y aventuras donde yo, a menudo, veo posibilidades de hacerse daño, aunque soy partidaria de proporcionarles estimulación educativa y experiencias. De esta manera, se preparan para cuando tengan que evitar algún peligro real por ellos mismos confiando en sí mismos y sus capacidades.

Una vez mis niñas empezaron a andar, tuve que echar mano de mi creatividad; en algunos momentos, podía permitirme ser una mami dulce y confiada, pero, en otros, había de ser muy estricta para poder controlar sola a dos niñas de esta edad queriendo caminar en lugar de ir en el carro, queriendo explorarlo todo, etc. En fin, sobreviviendo y, a menudo, desbordada. Lo bueno de esta etapa es que los peques están preciosos y, si tienes la posibilidad de tomártelo con calma, hazlo, ya que se pasa volando. Hoy día veo las fotos y me apena un poco no haberme tomado mi tiempo en disfrutar de las chicas un poco más en lugar de estar atareada en tantos quehaceres, aunque, por otro lado, eso es lo que suele pasar. Estás tan ocupada u ocupado que no asimilas lo que está pasando hasta que no ha pasado y entonces revives esos pequeños momentos con tus peques en brazos y vuelves a mirarlos con otros ojos que te provocan añoranza y ternura. En definitiva, párate a disfrutar de tus peques, del día a día, de la cotidianidad, ya que, en la vorágine de la crianza, no te da tiempo a disfrutar esos años como quizás lo estoy haciendo ahora que son más mayores.

En esta etapa me encontré, entre otras, con la dificultad de la comunicación con mis chicas. Más adelante sí sabes interpretar sus demandas, pero, en un principio, te vuelven loca esos gruñidos, chillidos y enfados por pedirte las cosas cuando tú aún no sabes qué es o qué quieren. Para evitar los gritos y las frustraciones a la hora de pedirme algo cuando aún no sabían hablar, utilicé como recurso el lenguaje de signos y, a través de un libro muy didáctico y fácil de utilizar que se llama *Manos que cuentan* de Ruth Cañadas, las peques aprendieron en el lenguaje de signos cómo pedir agua, biberón, a decir «Tengo hambre», «Tengo sed», «Tengo sueño» o «Me duele».

Otro de los desafíos en esta etapa fue quitar el pañal, la chupa o el biberón, pero, para mi sorpresa, en el momento que menos esperaba, surgieron las oportunidades de dar los pasos para conseguirlo.

Cuando las chicas tenían unos dos años y medio, me entraron las prisas por quitarles el pañal antes de entrar en el colegio y lo que se me ocurrió para ello fue comprar algunos cuentos sobre el tema para leerles por la noche, concienciarlas de que, en los ratos sin pañal, tenían que pedir ir al baño, y poco a poco, con paciencia y casi sin incidentes, entraron en septiembre al colegio sin pañal. Por las noches, eliminé el biberón que les quedaba de la última toma antes de dormir y enseguida se acostumbraron a dormir sin pañal también y sin pérdidas.

El chupete parecía otro imposible, pero, mientras pensaba e ideaba la mejor forma de hacerlo, una de las noches, al acostarlas, una de las chupas estaba rota; en cuestión de unos segundos, pensé en aprovechar la tesitura y decirles que ya no se podía usar el chupete roto y que debíamos tirarlo y dormir sin él. Cuál fue mi sorpresa cuando eso realmente funcionó y esa fue literalmente la última vez que usaron chupa.

Pero eso no es todo, lo más difícil de esta época fue el tema rabietas y cómo gestionarlas y, para ello, no dudé en buscar ayuda profesional de mi psicóloga de confianza para ver cómo podíamos reconducir esa energía y, después de varias sesiones y prueba y error, dimos con la manera de evitar esos malos tragos para las peques y para mí.

Esta vez, lo que me funcionó fue el amor y la paciencia, pero os aseguro que no fue lo primero que intenté. Las rabietas, como ahora sabemos, son frustraciones por no saber gestionarse de tan pequeños unidas a la necesidad de llamar nuestra atención. Lo que a mí me salía natural era frustrarme también, enfadarme e ignorar a la peque hasta que se calmase o enfadarme y mostrarle lo mal que me parecía su comportamiento. Esto no me llevó a ningún sitio. Sin embargo, ya rendida una de la veces, simplemente cogí a mi hija, la abracé y le dije con voz suave que no pasaba nada y que se calmara. Para mi sorpresa, se calmó, pero mi miedo era que repitiera este comportamiento para, de esta manera, obtener mi atención, ya sabéis, Pávlov y su teoría del condicionamiento. Contra todo pronostico, funcionó muy bien y hoy día lo sigo utilizando. No obstante, os mentiría si dijera que siempre es todo amor y calma, porque, para actuar así, necesitas o estar agotada como yo lo estaba la primera vez o tener *muchísimo* autocontrol. Aún sigo cultivando la paciencia y el autocontrol, pero, si estás a cargo de tus hijos, conforme pasan los años, vas alcanzando el nivel dios o diosa de la paciencia, y, aun así, nadie te asegura que en algún momento no puedas explotar con un grito o un gesto de frustración.

El cerebro del niño está dividido en dos hemisferios: cerebro izquierdo, lógico, y cerebro derecho, emocional, según el libro *El cerebro del niño,* de Daniel J. Siegel y Tina Payne Bryson.

Desde el punto de vista del desarrollo, en los niños pequeños predomina el hemisferio derecho, sobre todo durante los primeros tres años, ya que aún no pueden emplear la lógica y las palabras para expresar sus sentimientos y viven totalmente en el presente.

Cuando un niño pequeño empieza a preguntar por qué, sabemos que su cerebro izquierdo empieza a activarse.

Para llevar una vida equilibrada, valiosa y creativa, llena de relaciones bien conectadas, es crucial que nuestros dos hemisferios actúen conjuntamente.

Queremos que estén horizontalmente integrados y funcionen en conjunto, ya que, al tener cada uno funciones especializadas, al trabajar en equipo, podemos alcanzar objetivos más complejos y llevar a cabo tareas más elaboradas.

Si nuestro cerebro derecho asumiera el control y prescindiéramos de la lógica del cerebro izquierdo, solo seríamos un montón de emociones sin control. Y, por el contrario, si el cerebro izquierdo actuase solo, sin nuestro cerebro emocional, seríamos seres inertes repletos de lógica, pero sin sentimientos.

De esta manera, gozar de buena salud mental sería el funcionamiento armonioso de estos dos extremos en conjunto.

A esta edad, algo que yo no he aplicado hasta más tarde, pero que me gustaría haber hecho, es evitar decir tan asiduamente la frase «¡Ten cuidado!» y sustituirla por «¡Pon atención!». Por ejemplo «Mira por dónde vas» o algo que no representara una señal de alerta. Hoy día, desde que me lo dijeron, intento trabajarlo, porque, de esta manera, el niño no percibe todo con miedo a que suceda algo malo, sino con atención para ser más cuidadoso.

De los cuatro a los seis, los peques observan a sus padres y los imitan de manera inconsciente buscando aceptación y buscando ser integrados en la familia. Aprenden de manera consciente, pero también sin darse cuenta, comportamientos y actitudes dependiendo de si gustan o disgustan en casa.

Este es un gran paso, los peques se vuelven personitas en miniatura y empieza a mostrar su personalidad.

En este momento, me preocupaban cosas como que se comportaran siguiendo unas pautas, aunque era difícil explicarles el porqué de estas: si, en el cole, juntas, en clase, mejor separadas; el comienzo del aprendizaje de la lectoescritura; en definitiva, cómo afrontar lo que preveía que vendría. Pese a mis preocupaciones, todo lo íbamos afrontando y aprendiendo juntas. En este momento, adquirimos muchas de las pautas y costumbres que van formando parte de nuestra rutina y también buenos hábitos, como la lectura antes de dormir —en este momento, aún leía con ellas cada noche, pero este hábito se transformará en lectura independiente y momento de disfrute de una de mis hijas de manera autónoma— o ayudar en las cosas de casa.

Hasta los seis u ocho años, los niños absorben todo de manera explícita o implícita, es el tiempo en el que aprendemos más y, por lo tanto, las creencias que se adquieren en esta fase impregnarán fuertemente la personalidad toda la vida.

Ya en el colegio, los niños y niñas necesitan sentirse aceptados, socializar, y les gusta compartir con los demás, les gusta hacer amigos. Empiezan a entender conceptos abstractos y son fieles a decir siempre la verdad, a no ser que sea por evitar un peligro o castigo u observen en casa que mentir es una práctica habitual.

Mi reto en este momento es que tengan una autoestima fuerte y buenas relaciones sociales, que les vaya bien en el cole y ayudarlas a empezar a ser estudiantes autónomas y superar las vergüenzas para preguntar todo aquello de lo que no estén seguras. También proporcionarles experiencias de vida varias para que vean lo grande que es el mundo y las posibilidades que ofrece.

Las apuntamos al instrumento que quisieron con el método Suzuki de enseñanza musical y ha sido toda una experiencia positiva, puesto que es un método peculiar que provee al niño o niña de un conocimiento musical y un entorno acogedor y favorable para que disfrute de la música de una manera lúdica y con amigos.

De los ocho a los doce años, desarrollan su autoimagen, la mente analítica y la mente emocional más compleja. Hasta los ocho años, no han podido desarrollar la capacidad de empatía, por lo que predominan el egocentrismo y el egoísmo. A partir de esa edad aproximadamente, el niño podrá entender cómo se siente la otra persona. En esta etapa, la reafirmación positiva es muy importante para crear seguridad y confianza. Empiezan a pensar por sí mismos, se está desarrollando su personalidad y reclaman independencia.

Aunque mis peques esto ya lo hacían desde los seis años porque, desde pequeñitas, he trabajado mucho con ellas el tema de las emociones. Hay un juego del monstruo de colores al que ya desde los cuatro podía jugar con ellas y, a través de este, hablar de cuándo sentían alegría o ira y por qué. También tenemos varios libros como *Amar* o *Emocionario,* en el que les explican cada una de las emociones, y solía leerlo con ellas desde temprana edad. Todo esto hizo que mis chicas empatizaran desde mucho antes de los ocho años, que supieran expresar cómo se sentían con mayor claridad y con un abanico de vocabulario emocional más amplio que otros niños de su edad.

Es a esta edad cuando empiezan a saber lo que les gusta y lo que no y quizás podemos utilizar esto para que averigüen qué les entusiasma y tener una vida plena en un futuro. Por mi parte, la clave con ellas para poder encontrar lo que les gustaba hacer o lo que se les daba bien fue ir probando distintas actividades y averiguar con ellas qué se les daba mejor y qué las motivaba. Una de ellas adora estar en el escenario bailando o tocando un instrumento y recibir el aplauso del público como reconocimiento a su esfuerzo. La otra adora el deporte y las disciplinas artísticas.

Esta etapa es emocionante para los padres seguros de sí mismos y conscientes de la educación. Los peques empiezan a aprender de sus propias experiencias y comienzan a evaluar las cosas. Es superimportante ahora *predicar con el ejemplo*.

De los trece a los dieciséis años, comienza la revolución hormonal y surge la mente planificadora. La rebeldía es el ensayo de las habilidades del adolescente antes de transformarse en adulto. Si no la gestionamos bien y abusamos de autoridad, le enseñamos actitudes pasivas que harán que, de adulto, no sepa defender sus argumentos o sus derechos y se deje avasallar. Si, por el contrario, pecamos de exceso de permisividad o represión, fomentaremos en ellos una actitud agresiva frente a las dificultades o la frustración.

La inocencia se transforma en pubertad, lo que significa que aparecen necesidades que los padres no pueden satisfacer, y es por ello que buscan a sus iguales. Suele ser una etapa complicada y de experimentación.

Aquí es donde se completan las funciones del cerebro y el cerebro superior y el cerebro inferior se comunican. Con anterioridad, hablamos del hemisferio izquierdo y el derecho; pues ahora también hablamos de arriba y abajo.

Como se explica en el libro *El cerebro del niño,* la planta baja o cerebro inferior incluye el tronco cerebral y el sistema límbico, situados en la parte inferior del cerebro, desde lo alto del cuello hasta aproximadamente el caballete de la nariz. Estas zonas inferiores son más primitivas porque se ocupan de las funciones básicas, como respirar, o los actos reflejos, como el parpadeo; de reacciones innatas é impulsos, como huida y lucha, y de las emociones fuertes, como la ira y el miedo.

El cerebro superior se compone de la corteza cerebral y sus distintas partes, destacando las situadas justo detrás de la frente, incluido lo que se llama la corteza prefrontal media. A diferencia del cerebro inferior, el cerebro superior está más evolucionado y puede ofrecernos una perspectiva más amplia del mundo. Aquí es donde tienen lugar los procesos mentales como el pensamiento, la imaginación y la planificación. Controla parte del pensamiento analítico y de orden superior más importante, es responsable de la toma de decisiones, controlar las emociones y el cuerpo, entenderse y conocerse a uno mismo, sentir empatía o tener ética.

Cuando el cerebro superior funciona bien, el niño puede regular sus emociones, plantearse las consecuencias, pensar antes de actuar y tener en cuenta los sentimientos de los demás.

El objetivo en esta etapa como padres pasa por construir y reforzar en los adolescentes esta metafórica escalera que comunica la parte inferior y la superior del cerebro de nuestros hijos e hijas para una integración vertical y que trabajen en equipo.

De los dieciséis a los veinte años, necesitan estar todo el tiempo posible con los amigos y no con los padres: es tiempo de socializar. Es en este momento cuando terminan de definir su personalidad. Aunque, por mi experiencia, esto mismo lo haces a lo largo de tu vida, puesto que tus experiencias, vivencias o relaciones te van moldeando. Los padres debemos fijarnos en lo positivo de él o ella y no en lo negativo para que creen una buena autoimagen y desarrollen la confianza en sí mismos que necesitarán el resto de sus vidas. Una de las lecciones que más le aportará será saber que nadie nace enseñado y que cometer errores te hace aprender y avanzar. Hay que ser valiente para intentar las cosas, no desistir de tus metas, levantarte si tropiezas y aprender de los intentos fallidos para hacerlo cada vez mejor hasta conseguirlo.

Para tratar con estos preadultos, es recomendable negociar y dialogar antes que imponer, y esto requiere muchísima paciencia y autocontrol para crear relaciones sólidas, duraderas y de confianza con nuestros hijos e hijas. Pero, bueno, ya teníamos nivel dios o diosa de la paciencia con anterioridad, así que a por el título dios o diosa del autocontrol. Debemos dar libertad para que cometan errores en lugar de apelar al deber, al miedo o a la represión. Es bueno que nunca pierdan la curiosidad ni de niños ni de adolescentes ni de adultos. Yo misma aún me guío por mi curiosidad y mis ganas de seguir aprendiendo. Esto no tiene edad, sigamos cultivando nuestra mente.

En esta etapa, nuestros chicos y chicas configurarán una alta o baja autoestima y debemos ayudarles para que se sientan bien con ellos mismos y con los demás.

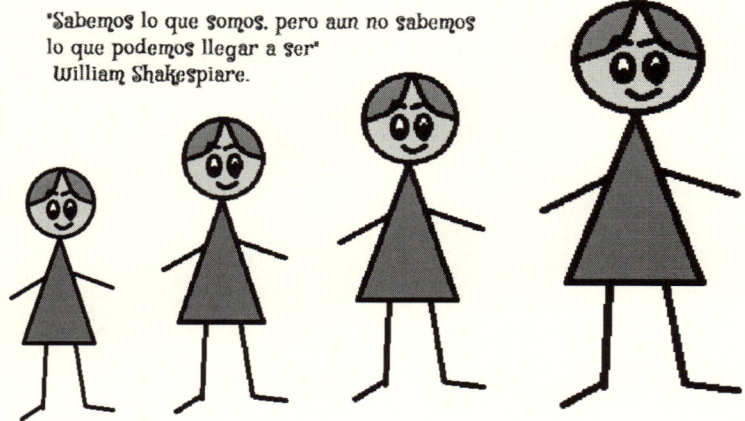

"Sabemos lo que somos, pero aun no sabemos lo que podemos llegar a ser"
William Shakespiare.

El rol de los padres, relación padres-hijos

He encontrado diez mil formas en que
no funcionará

THOMAS EDISON

El mejor legado de un padre a sus hijos es
un poco de tiempo cada día

LEON BATTISTA ALBERTI

Hay un solo niño bello en el mundo
y cada padre lo tiene

JOSEP PLA

A mis hijas les hablo, las miro y las tengo en cuenta para que sepan que las escucho y que pongo en valor sus pensamientos y sus sentimientos, y, cuando hace falta, explicarles cómo me siento yo y cuál es mi situación también lo hago. Pido disculpas cuando me equivoco y admito mis errores y, de esta manera, ellas hacen lo mismo y tienen, por ello, un gran sentido de la empatía, la responsabilidad, y son capaces de ver sus errores por ellas mismas.

Nuestra función como padres es acompañarlos, guiarlos, darles la mejor preparación tanto intelectual como emocional para que, como adultos, sepan gestionar sus emociones, relacionarse con los demás de una manera sana y tener recursos para fijarse metas y conseguirlas con esfuerzo y constancia. De esta manera, podremos verlos andar su propio camino con libertad y confianza.

Es importante poner normas y límites a los peques, pero han de ser lo suficientemente claras y amplias para que puedan acatarlas sin sentirse abrumados por ellas. Además, siempre se puede negociar partiendo de una base. Esto les ayudará a sentirse responsables, confiados y seguros de sí mismos.

Nuestros hijos e hijas, además de todo esto, deben ser disciplinados, deben ser capaces de organizarse, y esto se cultiva desde la edad temprana para que cojan hábitos que les permitan establecer prioridades y entender que no dejes para mañana lo que puedas hacer hoy y que, si eres disciplinado, te esfuerzas y no desistes, puedes conseguir lo que te propongas. Incluso para ser creativo hay que ser disciplinado.

Lo más importante de la infancia es que un niño se sienta querido, pero no porque los padres no pongan límites y lo compadezcan continuamente, sino por poner los límites que haga falta en la medida que haga falta y quererlo incondicionalmente, incluso cuando pasa por la frustración o la ira, y ser capaces de apaciguarlo y enseñarle a controlar sus emociones desde el cariño y el amor, pero con firmeza y sin sentirnos culpable por ello. Esto parece difícil y, de hecho, lo es y mucho. No dejo de entrenarla y aún no he llegado a controlar, en ciertos momentos, mi propia frustración para con mis chicas.

Somos su modelo de aprendizaje. No tenemos todas las respuestas ni tampoco somos perfectos, pero buscamos la información si no la sabemos y nos disculpamos cuando erramos y nos esforzamos por ser mejores cada día, y eso es lo que van a ver y a imitar. Fomentar la ilusión por no dejar nunca de aprender, de conocerse a sí mismos y marcarse objetivos para alcanzar las metas que se propongan.

El lenguaje y la manera en la que les hablamos también determinan cómo se ven ellos reflejados en nosotros y nuestro comportamiento. Es importante hablarles con propiedad y explicarles las palabras que no entiendan para que amplíen su vocabulario e introduzcan palabras nuevas que les faciliten poder expresarse mejor. Es ideal que abran todo un abanico de posibilidades de nombrar lo que les pasa, lo que sienten, lo que ven, o entiendan mejor lo que escuchan y lo que leen. Que disfruten aprendiendo, que aprendan cosas nuevas y que aprendan a conocerse a sí mismos. Es importante hablarles de todo y de manera apropiada. Un ejemplo sencillo y que viene al caso es que la educación financiera en las escuelas no existe y es una parte muy importante en la vida adulta que, si aprenden a gestionar desde pequeños, les facilitará una futura economía personal, familiar o empresarial eficientes.

Todo lo que sea aprendizaje constructivo es importante, y esto hará que sean capaces de poder caer y levantarse de nuevo, ser resilientes y no dejarse vencer por las adversidades o contratiempos, marcarse objetivos y no desistir. El conocimiento y la experiencia les darán lo que necesitan para afrontar las frustraciones y anteponerse al miedo o las distracciones. Démosles las herramientas.

Una parte importante de educar es también el que dispongan de tiempo para aburrirse y «simplemente» jugar, lo que les permite un óptimo desarrollo de muchas de la aptitudes y actitudes que les serán útiles de adultos, desarrolla la imaginación y les da tiempo para experimentar y aprender.

Enseguida, como la mayoría de padres y por mi afán por darles todo lo que pudiera a mis peques y que ellas encontraran su pasión, las apunté a un montón de actividades y nuestro día a día llegó a complicarse bastante. Entonces me di cuenta de que las chicas no tenían tiempo para no hacer nada, descansar y rendirse a la imaginación. Desde este momento, moderé las actividades guiadas y dejé tiempos muertos para ver qué pasaba. En breve, el juego de roles entró en escena y mis hijas ya no se aburrían si no teníamos nada que hacer, sino que disfrutaban de su tiempo de juegos imaginativos sin necesidad de guía o de tecnología, solo unos Playmobil y un rincón en el salón. Esta es una manera para que ellas también vayan descubriéndose a sí mismas y descubriendo sus talentos a través del juego.

Es importante recordar que ser talentoso es una ventaja, pero no determina el resultado: hace más el que quiere que el que puede. Para ser bueno en algo, no vale solo con ser habilidoso, se necesita práctica, repetición, esfuerzo y entrenamiento constante para ser un virtuoso. Véase el piano. La habilidad que puedan tener se une al esfuerzo de la práctica diaria y, así, consiguen tocar piezas muy bonitas y complejas al piano. Solo con habilidad y sin práctica no hubiesen podido adquirir la destreza y fuerza en los dedos necesarias para tocar las piezas, que poco a poco aumentan de dificultad.

Otra de las premisas para educar es no caer en la sobreprotección: es tan mala como ser muy autoritario. Los peques pueden gestionar solos ciertos peligros moderados acordes a su edad para aprender de ellos y sentirse más confiados y seguros de sí mismos. He de reconocer que soy, de vez en cuando, una mamá demasiado pendiente de mis pequeñas, hasta que me doy cuenta y me relajo. También ayuda en esto que cada vez son más mayores, independientes y conscientes, lo cual permite poder ser menos protectora y más entusiasta con las peques a la hora de enfrentar retos.

«Busquemos la excelencia en nuestros hijos, que no la perfección». Como dice Gregorio Luri en su libro *El arte de educar en el sentido común,* la excelencia existe y se puede convivir con ella cuando tiene el hábito de situar sus aspiraciones más allá de la mediocridad y no se conforma con los resultados que estén por debajo de estas aspiraciones. La educación de este hábito es nuestra responsabilidad. Busquemos que puedan realizarse en sus etapas de desarrollo e intentemos no condicionarlos con nuestras creencias y hábitos. Démosles libertad para organizar su mente y su vida proporcionando apoyo, conocimiento y una mente crítica que los lleve a cuestionarse todo aquello que no terminen de ver y que no porque los padres lo digan ha de tomarse como una verdad absoluta.

En esta sociedad en la que vivimos, los peques tendrán mejor futuro si creen primero que, con motivación y ganas, todo se puede y que, con iniciativa, esfuerzo y libertad, pueden construir lo que quieran y ser merecedores de sus propios méritos y esfuerzos.

Los niños adquieren los valores dependiendo de su entorno, su familia, la sociedad en la que vivan y la cultura en la que crezcan, y los peques lo toman como una verdad absoluta que, en ocasiones, difiere de sus propios valores o necesidades éticas y puede crear un conflicto interior sintiéndose rechazados, con culpa o con sensación de pérdida si se salen de lo establecido. Esto ocurre cuando, en la infancia, los padres establecen lo que es bueno o malo sin que se les pueda cuestionar y establecen unas normas inquebrantables que se deben aceptar para no ser rechazados. Las normas familiares se enseñan como imperativos morales o de conducta en lugar de dejar espacio para poder debatir y moldear esos valores según las necesidades cambiantes de los hijos y la familia.

Todo es posible con pasión, preparación y perseverancia. El silencio interior —estar a gusto con uno mismo y aceptarse— fomenta la claridad mental, nos hace valorar nuestro mundo interior, nos da paz y creatividad, así como inspiración cuando nos enfrentamos a desafíos (Gregorio Luri).

Hay que animar a los peques a ver en la cotidianeidad siempre algo nuevo, ver las cosas de siempre desde otra perspectiva y darles otra utilidad fomentando la creatividad, lo que también les ayudará a ser creativos y resolutivos en todas las facetas de su vida. Esto yo lo he conseguido dejando que las peques se aburran un poco también y dejando tiempo de juego no guiado, ya sea al aire libre o en casa, fomentar el fijarse en los detalles, no tener prejuicios y tener la mente abierta. Estas son cualidades que espero que las acerquen al éxito tanto personal como profesional o emocional. Es una manera de fomentar la fantasía, la experimentación y la apertura de mente en nuestros hijos.

Otra de las cosas que quisiera enseñar a mis chicas es a ser tolerantes y aceptar las cosas que vienen como vienen, a las personas tal y como son, siempre con la mejor de las actitudes, y descartar aquello o a aquella persona que no las haga sentir bien y afrontar los acontecimientos de manera positiva. Todos somos distintos y cada uno tiene unas cualidades, habilidades y manera de ser distintas. Espero que crezcan con empatía, con seguridad y siendo conscientes de todo ello.

Una característica superimportante que no debemos pasar por alto es que el niño nace sin saber. Todo lo asume como verdad absoluta y única a través de nuestros ojos. Carece de experiencias previas con las que poder comparar lo que está viviendo y cree que todo lo que ocurre en su familia es lo que debe ocurrir en todas las otras familias. Debemos saber que el niño aprende imitando y, además, en el núcleo familiar, las conductas que sean buenas para él según sus padres serán reforzadas y las malas se extinguirán en la forma que los padres o cuidadores entiendan cuál ha de ser la forma apropiada de comportarse. Esto puede llevar a situaciones controvertidas para el niño o niña si, en algún momento, su pensamiento difiere del de sus padres y, es más, puede crear conflicto con sus progenitores o cuidadores si su perspectiva no es la que se le impone.

Mantener el equilibrio es la clave para proporcionarles a los peques una alta autoestima. No consentirlos en exceso ni tampoco protegerlos de todo. En ocasiones, me descubro a mí misma envolviendo a mis niñas en una suave y protectora burbuja de buena intención e instinto protector, pero procuro también dejarlas de la mano y ver qué pasa, cómo se comportan y cómo solventan sus propios problemas. No obstante, yo soy un poco mamá gallina con los polluelos, pero, como contrapunto, las dejo experimentar y procuro que también hagan las cosas a su manera y se equivoquen, solucionen y propongan. La personalidad se va desarrollando a través de su temperamento y condición innata y de las reacciones que percibe de su alrededor derivadas de su comportamiento.

Aprendemos de nuestros errores durante toda la vida. La infancia y la adolescencia son un preámbulo de la edad adulta, como un entrenamiento, y es donde deben conseguir alcanzar un buen manejo de las emociones, autocontrol y una fuerte y buena autoestima. Con todo esto, les ahorraremos muchos malos tragos por el camino del aprendizaje autodidacta que es la vida. Los tropiezos, cuando alguien te ayuda a levantarte, son más fáciles de llevar. Los peques están aprendiendo, se equivocan y, en ocasiones, se portan mal: es parte de su aprendizaje y del nuestro guiándolos. Podemos quejarnos de su carácter e intentar que se vuelvan sumisos y maleables o buscar qué ventajas tiene su personalidad y ayudarles a que les saquen el mayor partido convirtiéndolas en voluntad y perseverancia. De esta manera, la timidez del niño le puede convertir en una persona agradable, prudente y equilibrada, por ejemplo. Los defectos pueden cambiarse y corregirse. Los hemos de hacer conscientes de lo que no funciona y darles estrategias para solucionarlo. Así, crecerán y madurarán de manera positiva. Aceptarlos tal y como son es fundamental para que crezcan seguros de sí mismos.

En nuestra actual sociedad, se le dedica poco tiempo a los niños, ya sea por el trabajo, la tan famosa carencia de conciliación laboral y familiar, por la economía familiar, por las circunstancias personales, por ideología, etc., y, con este panorama, puede que se nos escapen muchos matices de su personalidad, sus ilusiones o sus preocupaciones que los condicionen de una u otra manera.

Los hijos, en ocasiones, nos desconciertan, nos quitan intimidad y sueño, provocan discusiones, agobian, te ponen de los nervios, te dejan sin tiempo ni espacio, pero, al mismo tiempo, nos dan un amor que nunca habíamos experimentado y te cambian la vida para mejor sin ninguna duda. Los hijos te hacen crecer como persona y te hacen valorar la vida de otra manera.

La sociedad actual nos exige mucho. Tenemos que ser personas perfectas con hijos perfectos y llevarlo todo para adelante. Sin embargo, somos imperfectos —con nuestra perfecta imperfección, como dice John Legend en su canción «All of me»—, cada uno es único y especial, con nuestras virtudes y defectos, y así es en nuestros hijos e hijas también. No hay que tener prejuicios, sacar conclusiones precipitadas o hacer comparaciones. Como padres o cuidadores, necesitamos sentirnos libres para hacer y deshacer lo que sea mejor para nuestra familia sin tener que lidiar con lo socialmente establecido, puesto que nadie mejor que nosotros sabe qué es lo que les conviene a nuestros peques en cada momento, ya que somos quienes mejor los conocemos. Pero, ¡ojo!, respeto para con el niño o niña y sus propias convicciones si es que las tienen. En mi casa, desde bien temprano, las chicas tienen opciones y deciden sobre sí mismas y sus preferencias en la medida de lo posible y acorde a su edad. Pero a lo que me refiero con sentirse libre es porque creo que todos hemos juzgado antes de ser padres lo que ahora, siéndolo, quizás hayamos hecho también. Es lo primero que aprendí como madre: haz lo que consideres mejor para tu familia y tus hijos, no te questiones, no juzgues a nadie y mucho menos a ti misma.

Hay que acompañar a los niños para que aprendan de sus errores, rectifiquen y dibujen su vida a su gusto tomando su propio camino.

Como padres, debemos encontrar un punto intermedio entre una educación demasiado estricta y una educación basada en el consentimiento.

La familia es un equipo en el que todos aportan —por supuesto, también el niño o niña— y cada uno, desde su posición, al igual que lo hacen los jugadores de un equipo de fútbol, aporta para marcar un gol. Es primordial crear un buen ambiente familiar en el que todos los miembros se sientan escuchados y valorados. Todos en casa tenemos voz y voto, me gusta pensar que tenemos libertad para hablar de lo que sea y que no nos condicionamos unos a otros, sino que nos respetamos y nos apoyamos. Se validan todos los puntos de vista y emociones y se argumenta la toma de decisiones. De este modo, mis niñas, normalmente, se sienten bien, están tranquilas, me escuchan, entienden el porqué de las cosas y tienden a portarse bien. Mi marido y yo vamos al unísono en cuanto a la educación de las peques se refiere No obstante, si en algún momento no estamos de acuerdo, nunca lo discutimos delante de las chicas por la cuestión básica de no desconcertarlas con respecto a las normas de casa o que perciban que no hay unión y consenso entre sus progenitores. En casa, una vez establecidas las normas, debemos respetarlas todos en todo momento. También es cierto que algunas de estas normas no serán negociables y otras, sin embargo, serán más flexibles. Lo importante es fijar objetivos concretos y, sobre todo, dar ejemplo. En casa no mentimos y lo que se dice se cumple, ya sea para bien o para mal, y cada uno asume su responsabilidad. No frustrarnos con ellos es la clave, tener paciencia, empatía y motivar a los peques a buscar soluciones en lugar de quejarse. Si hay solución, a buscarla de inmediato y, si no la hay, a tomárselo con filosofía e intentarlo de nuevo.

Esto último aún no se deja de entrenar nunca para que salga de manera natural y lo aplico cada día. Mi objetivo es aliviar la frustración que tendrán mis peques a lo largo de su vida y cambiarla por aprendizaje y motivación para continuar.

A lo anterior, se añade la gran importancia que tiene la autopercepción. Hay que cuidar que el niño o la niña desarrolle una autoimagen sana y su voz interior no sea autodestructiva. Esto dependerá de cómo se emitan las críticas hacia el niño y de lo que él perciba de nosotros y de su entorno más cercano. Es importante no mezclar conducta e identidad separando el hacer del ser, alabar lo que hace bien e intentar hacer crítica constructiva de lo que no hace tan bien. Debemos cuidar la intensidad emocional en nuestras reacciones, ya que, si decimos las cosas de manera demasiado intensa, puede marcarles y quedar grabado en su memoria implícita o incluso en la explícita de por vida y condicionar su comportamiento en un futuro. Deben recibir de nosotros críticas constructivas y cariño para que sepan que estamos ahí para cuando lo necesiten. Tenerlos en cuenta y validar sus emociones es muy importante, pues sus sentimientos son tan importantes como los tuyos; de esta manera, los tratamos con respeto sin dejar de fijar los necesarios límites.

Otro de los condicionantes del desarrollo de la personalidad de nuestros hijos pasa por ser consciente de sus talentos y virtudes y sacarles el mayor partido posible. Cada niño o niña tiene uno o varios talentos y, como padres, debemos identificarlos y mostrárselos. Esta es una de las metas que, desde que nacieron, me he propuesto con mis hijas: buscar con ellas lo que se les da bien y les apasiona, ya que, con suerte, esfuerzo y constancia, si esto sucede, no tendrán que trabajar nunca, pues disfrutarán de la vida haciendo aquello que más les gusta, y esto les reportara la remuneración que les permita vivir como deseen. Todo lo que se hace con cariño y mimo funciona y, además, si disfrutas de tu profesión, siempre buscarás mejorar, y esto dará calidad a tu trabajo. En definitiva: fomentar su desarrollo y aceptar a los peques tal y como son haciéndoles ver que deben sacar el mayor partido a sí mismos, a su personalidad y a sus capacidades o talentos, aunque, en ocasiones, esto signifique no cumplir las expectativas que tenemos nosotros como padres.

¡Ojo! Los padres no son amigos de los hijos, los padres son padres. Son los encargados de aportar seguridad, cobijo, apoyo, límites, amor incondicional y orientación en

la toma de decisiones, en especial en la adolescencia. Pero de ninguna de las maneras somos sus amigos en el sentido literal; para eso, ya tienen a sus iguales, y de ello sacarán lecciones importantes de vida cuando tengan que lidiar con las situaciones derivadas de las amistades.

Debido a todo ello, creo que debemos darle a la enseñanza y a la crianza una consideración de mayor importancia. Vivimos en una sociedad bastante individualista y competitiva, llena de estímulos y cuya prioridad es triunfar profesionalmente para llevar un buen nivel de vida. Esta situación desemboca en dedicarle mucho tiempo al trabajo y, cuando queremos ser padres, nos falta tiempo para la crianza. De ahí que en casa hayamos decidido ser un buen equipo de fútbol en lugar de ser velocistas individuales. Además, todos lo queremos todo, el lote completo: trabajo, familia, vida social…, y la cosa se nos complica. Podemos buscar ayuda para casa o para el cuidado de nuestros hijos para conciliarlo todo, pero no podemos buscar unos sustitutos de padres y de lo que este vínculo significa. Esto me costó entenderlo hasta que me di cuenta de que la unión hace la fuerza y juntos podemos llegar aún más lejos. Al principio, intenté conciliar vida laboral y familiar, pero no nos funcionó, porque yo no soy una supermujer, soy como tú: capaz de llevarlo todo para adelante si la situación lo requiere, pero no con la atención al detalle que debiera, con mucho estrés y con falta de tiempo de calidad en familia. Como dice el refrán: «El que mucho abarca poco aprieta>>. Esto me llevó a valorar la opción de dejar de trabajar fuera de casa para hacerlo dentro, partiendo de la base de que nadie en casa es más o menos y que todas las funciones de cada uno de nosotros son básicas para el funcionamiento de nuestra familia. Somos un reloj suizo, pero, ¡ojo!: esto requiere un gran esfuerzo por parte de todos, ya que el equilibrio es muy frágil y nunca dejamos de perderlo y recuperarlo, no nos engañemos. Por otro lado, yo tengo una curiosidad innata por aprender cosas nuevas y me gusta la vida laboral, así que, como parte de mi personalidad, no puedo dejar de buscar alternativas para no salir del todo del mercado laboral pensando en un futuro con niñas mayores y autónomas. Además, no hay nada en el mundo que odie más que perder el tiempo, quizás por esto me encuentro ahora escribiendo este libro en los ratos libres de que dispongo.

Nuestra organización familiar en ocasiones genera críticas y me resulta curioso que, si la situación en casa hubiera sido al contrario, mi trabajo fuera el mejor remunerado y mi marido fuera el que estuviera educando a nuestras chicas, probablemente la sociedad lo aplaudiría en lugar de haberse visto envuelto en tal maraña de prejuicios y cuestiones morales o sociales que me llevó tiempo superar. Un tanto hipócrita por parte de la sociedad , quizás. No soy machista ni mujer florero, soy una mujer feminista, defensora de mis derechos —soy libre de tomar mis decisiones— y responsable de mis deberes —no me gusta la idea de tener niños para que los críen y eduquen otros—, soy curiosa, me gusta aprender, trabajadora, pero también preocupada por el bienestar de mis pequeñas y de proporcionarles la mejor educación para que dispongan de tantas opciones como gusten para elegir el modo de vivir su vida.

Nadie va a educar como tú a tus hijos, nadie les va a proporcionar esa seguridad y ese vínculo afectivo que tanto necesitan mejor que tú y nadie será como tú una constante en su vida: los cuidadores vienen y van, pero tú siempre estarás. Un vínculo afectivo sano con tu hijo o hija evitará problemas futuros y les proporcionará una buena autoestima y, en consecuencia, un buen manejo de sus emociones, una percepción interior compasiva de ellos mismos y unas relaciones sanas y positivas.

Cuidarlos no solo significa cubrir sus necesidades básicas, como comida, techo, etc., sino proporcionarles una seguridad emocional y afectiva para que crezcan mentalmente sanos y se conviertan en personas seguras, con una buena autoestima, asertivas, resilientes y capaces de vivir una vida plena disfrutando los buenos momentos y anteponiéndose a las dificultades siempre con una actitud positiva y resolutiva. Puede que insista mucho en la adquisición de estas cualidades, pero, por experiencia propia, me encantaría que lo que a mí me ha costado conseguir cuarenta años mis peques lo adquieran cuanto antes mejor y se sientan preparadas para la vida y para conseguir todo aquello que se propongan con tesón y esfuerzo, sin venirse abajo y con una actitud positiva y luchadora. Proporcionemos a los peques tiempo de calidad y dediquémonos a ellos un poco más. La familia es un refugio y, alrededor de ella, sea el tipo de familia que sea—tradicional, monoparental, homoparental, binuclear, etc.—, se construye la personalidad y define la manera de socializar o de afrontar adversidades.

Multitud de estudios resaltan la importancia de las experiencias vividas durante los primeros años de vida y la infancia y cómo forman la personalidad del niño para toda su vida como adolescente y adulto. Esto es lo que trasmitiremos a nuestros hijos y, por lo tanto, a las nuevas generaciones.

Un ambiente familiar basado en el amor y la confianza, donde haya paciencia, ilusión y empatía con los otros, aporta seguridad y estimula la interdependencia del hijo o hija.

Es importante dar las gracias por las pequeñas cosas. De hecho, hace poco, adoptamos una costumbre con las chicas en casa que nos hace empezar el día con una buena energía positiva independientemente de cómo nos sintamos al despertar y que determina cómo nos tomamos las cosas a lo largo del día. He encontrado un pódcast de meditación que dedica cinco minutos a que repitas frases positivas y motivadoras tales como «Soy una persona fuerte y segura, agradezco todo lo bueno en mi vida, hoy decido ser feliz y afrontar las adversidades del día de manera positiva», etc., y eso hace que las peques y yo tengamos una muy buena energía durante el resto del día. Tanto es así que me ha ayudado mucho a lidiar con los enfados de mis hijas y a que adopten estrategias más amables para solucionar conflictos entre ellas.

Utilizar el *mindfulness* y la meditación, en cierta medida, puede ser también muy valioso a la hora de mejorar la concentración de los peques, promover una vida saludable con alimentación, deporte y conocimiento de sí mismos y, así, crear una voz interior positiva que les impulse a quererse.

Estimulemos su deseo de aprender. Ayudémosles a dibujar sus metas y objetivos a corto, medio y largo plazo, y mejoremos juntos.

Aprender a manejar la ansiedad y la frustración es fundamental para el buen desarrollo emocional, y esto pasa por enseñar al niño o niña a gestionar las emociones y, de esta manera, poder pensar antes de actuar.

Esto es algo que he intentado hacer con mis hijas desde muy pequeñitas.

Si realmente se quiere aprender a educar a los hijos, debemos indagar en nuestra propia infancia, sacar todo lo bueno de ella y procurar no repetir conductas que a nosotros, como niños, no nos hicieron bien. Porque, aunque queremos lo mejor para nuestros hijos, a veces nos equivocamos, nos proyectamos en ellos, les exigimos mucho o muy poco, les mermamos la autoestima con críticas duras en lugar de constructivas o los juzgamos y encasillamos sin distinguir entre lo que hacen y lo que son. Y yo también soy culpable de ello en algunas ocasiones, porque no podemos controlarlo todo y puede que, en un enfado, digamos o hagamos algo de lo que nos arrepintamos, pero la virtud está en enmendarlo y procurar que sean las menos veces posibles. Damos por hecho que los padres siempre hacen las cosas lo mejor que pueden, al igual que lo hago yo, pero puede que no hayan sabido gestionar ni sus emociones ni las de nosotros como hijos ni hayan podido cubrir nuestras necesidades de apego o protección o no hayan sabido poner normas o flexibilizarlas. Lo importante de esto es que, a pesar de todo, con voluntad, amabilidad, renuncia al orgullo y buenas intenciones, la relación padre o madre e hijo o hija se puede reparar. Nunca es tarde si la dicha es buena, ¿verdad? Yo siempre haré lo posible por tener una relación saludable con mis hijas. Quiero confiar en ellas y que ellas confíen en mí. Deseo que se sientan queridas, apoyadas, comprendidas y alentadas.

Los errores más comunes que cometemos como padres y que no permiten un buen desarrollo de la autoestima de los peques es negar al niño y sus emociones, no confiar en él, pensar que hace las cosas por maldad y de manera intencionada, negar sus percepciones, no escucharlo, no atenderlo o no creer lo que nos dice. Como norma, en casa, no mentimos nunca, yo siempre voy con la verdad por delante y, por ende, mis niñas también lo hacen; de esta manera, siempre confío en lo que me dicen y no lo cuestiono. Esto hace que confíen en mí y que, además, al confiar yo plenamente en ellas, sientan que mentirme es decepcionarme y, como consecuencia, no lo hagan.

Sencillamente, estamos en los momentos en los que nos necesitan. Negarles nuestro amor y cariño desemboca en un niño o niña que no se valora. Firmes pero cariñosos; sabios de consejos, pero acompañándolos en su propio aprendizaje.

Y, por último, una práctica más habitual de lo que pensamos es responsabilizar al niño o niña de los problemas de los adultos, manipularlos y coaccionarlos. Se hace duro pensar que podamos ser tan ruines, pero, sí, yo también lo he hecho, decirle al niño o niña: «Te he gritado porque tú has hecho que me ponga así», en lugar de asumir que he gritado porque no he sido capaz de controlar mis emociones y la situación se me ha ido de las manos.

Es primordial fomentar un buen ambiente familiar. Riamos con ellos, juguemos con ellos, gastemos bromas y compartamos actividades y vivencias. Está científicamente probado que todo esto favorece la producción de endorfinas, serotonina y demás hormonas positivas para nuestro estado de ánimo proporcionando bienestar y calma.

En los niños y niñas, la autovaloración positiva es indispensable para que tengan una alta autoestima y tranquilidad en sus vidas y afronten correctamente las dificultades. Los niños, hoy día, tienen pocas ocasiones de conocerse a sí mismos y sus talentos en una sociedad cada vez más individualista y tecnológica. Tenemos la posibilidad de obviar los estereotipos y etiquetas, dejar de ser como otros y darles la oportunidad de ser auténticos, equilibrados y, por ende, felices; como dice Helen Flix en *Padres conscientes, niños felices,* «lo que podemos hacer para que nuestros hijos sean adultos completos y equilibrados es, entre otras cosas, estar presentes, ser receptivos, establecer límites, estar abiertos, elogiarles, reconocer sus derechos, escucharlos, etc. Es decir, respetarlos y valorarlos».

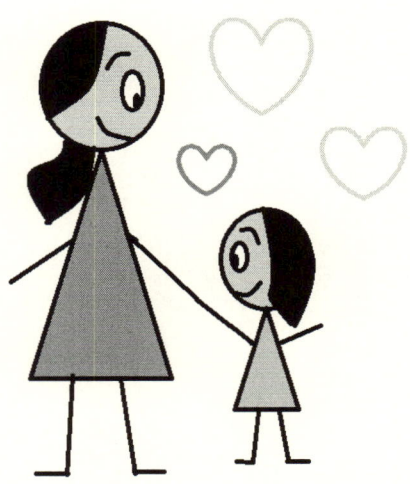

Circunstancias familiares

La educación enseña a la persona
a aprender a ser capaz de ser

Hesíodo

Educar es más difícil que enseñar,
porque para enseñar necesitas saber,
pero para educar necesitas ser

Quino

No puedes volver y cambiar el principio,
pero puedes comenzar y cambiar el final

C. S. Lewis

Todos, de una manera u otra, hemos tenido alguna carencia en la infancia o la adolescencia y, en algún momento, nos sentimos minusvalorados, frustrados, ahogados en sentimientos o poco apoyados, sin menospreciar y teniendo en cuenta los bonitos recuerdos de momentos felices, por supuesto. Yo he tenido una buena infancia y mis padres lo hicieron lo mejor que pudieron con la información de la que disponían, como lo hago yo ahora. Solo que hoy día la neurociencia ha aportado mucha luz para poder entender a los peques de una manera más amplia, respetuosa y amable con respecto a su desarrollo emocional y psicológico.

Todo lo que intento en la crianza de mis hijas sirve para que no tengan las carencias de personalidad que yo sí he tenido. He aprendido a mejorarlas en el trayecto de mi vida a base de tropezarme, caer y levantarme, y me han condicionado en muchas ocasiones aun cuando no era consciente de ello. Ahora que soy una persona madura y emocionalmente sana, pretendo hacer ver a mis hijas que hay una manera asertiva de enfrentarse a la vida, de decir las cosas y de relacionarse con los demás. Esto les permitirá hacerse respetar y respetar a los demás y las convertirá en adultas más conscientes y libres para ser ellas mismas y tomar decisiones sin presiones externas ni coacciones y con el poder de decir «no» y poner límites cuando sea necesario de manera firme.

Como padres o cuidadores, tomamos decisiones a cada instante que repercuten directamente en una pequeña persona que solo tiene ojos para nosotros y que no conoce otra cosa. Esto puede crear momentos de controversia tanto para nosotros como para los peques.

Sé que hay días en los que tienes dudas y te preguntas si tanto esfuerzo merece la pena; de hecho, a mí misma me sucede: sigo necesitando mi espacio de vez en cuando, y no pasa nada. Todos tenemos limitaciones y, al igual que validamos las emociones de nuestros peques, debemos validar las nuestras también. Yo, en ocasiones, también pierdo los nervios, me siento derrotada, frustrada, o me enfado por cosas que, echando la vista atrás, no eran tan importantes. Pide el espacio que necesites, ya que acompañar a nuestras hijas o hijos en la crianza no es fácil y demanda mucho de nosotros.

Todos cometemos errores, pero lo más importante es poder disculparnos con ellos, hablarlo y darles a entender que, aunque perdamos los papeles en algún momento, inmediatamente, cuando nos demos cuenta, debemos repararlo para que la relación con nuestros hijos no se rompa y evolucione. A pesar de ser adultos de mente plena, la gestión de los sentimientos y los pensamientos no es nada fácil y, por ello, queremos darles a nuestros niños cuanto antes las herramientas para que puedan abordar los conflictos lo mejor posible y los superen.

Las madres y padres somos personas con nuestras infancias, nuestras virtudes, nuestros talentos, nuestras vivencias, nuestros traumas, etc.

Se espera que seamos perfectos cuidadores, trabajadores, pilares de la estabilidad emocional de casa y mediadores con nuestros hijos. Nunca podemos tener un mal día o sentir desconexión y necesitar un descanso, porque, entonces, el hogar se desmorona. Somos personas con días buenos, días malos, preocupaciones, cansadas o cansados en algunos momentos y llenos de energía otros, irascibles, tolerantes y, en ocasiones, necesitamos también ayuda.

Sin ir más lejos, yo tengo una psicóloga de confianza desde hace quizás diez años o más y, siempre que lo he necesitado yo misma o alguien de mi familia, acudo en busca de herramientas para manejar mejor la situación. Por esto es importante nuestra función de acompañar a nuestros peques en su desarrollo sin condicionarlos ni imponernos, marcando límites que los hagan sentir cómodos y seguros y mostrándoles todas nuestras facetas, incluida nuestra parte vulnerable. Así, nuestro hijo o hija no sentirá la presión de tener que ser perfecto, puesto que nosotros tampoco lo somos. Equivocarnos forma parte de quiénes somos y sirve para aprender y hacernos mejores.

Ser padre es estar en una contradicción continua de sentimientos. Nos podemos sentir muy bien si nuestro bebé ha pasado una buena noche, nuestro niño pequeño come bien o si nuestro chico o chica adolescente saca buenas notas. Y, por el contrario, sentirnos fatal si no hemos podido dormir en toda la noche por atender al bebé, si nuestro pequeño retoño ha mordido a un compañero en la guardería o si, sencillamente, nuestro niño superbien educado no se comporta adecuadamente en el restaurante porque está muy cansado. De esta manera, podemos estar felices y, al momento, podemos caer en una tristeza que nos haga preguntarnos si lo estamos haciendo bien o no. Ser padres es la experiencia más intensa que podemos imaginar cuando aún no sabemos qué significa.

Una de las lecciones para mí como madre fue que no tenía ni idea de cómo es la evolución del bebé hasta su adolescencia y cuáles son las fases del desarrollo por las que pasa, cómo esto afecta a su comportamiento o cuáles son sus necesidades en cada momento a nivel emocional. No conocemos las etapas evolutivas y lo que cada una conlleva con respecto al desarrollo de su mente y sus capacidades. Los interpretamos desde la mirada adulta y esto mismo nos lleva a pensar que nos están manipulando en lugar de ver qué es lo que le sucede, qué demanda de nosotros, es decir, cuáles son sus necesidades en cada momento. Desde la perspectiva de personas adultas, completas y conscientes, con todos nuestros hemisferios conectados, tendemos a pensar que un niño nos manipula para conseguir lo que quiere; que, si pide abrazos, no será un niño independiente o, si llora, es por fastidiar. Una mirada más amable puede conseguir reforzar su autoestima y mejorar su comportamiento.

Como dice la doctora Becky Kennedy en su libro *Educar sin miedo,* «todos los niños son buenos por dentro». Tendemos a querer controlar a los niños en lugar de confiar en ellos y reconocer sus necesidades. Solemos prestar más atención a sus carencias que a sus habilidades. A esto se le suma nuestra propia experiencia de la infancia y nos hace percibir de una u otra manera la actitud o el comportamiento de nuestro hijo o hija.

Todos metemos la pata, yo la primera. Tenemos momentos difíciles en los que nuestro comportamiento dista mucho de ser el más apropiado. Hacerlo todo bien es una utopía. Pero los primeros años de vida son realmente importantes porque los peques empiezan a determinar el modo en el que piensan y sienten en los momentos difíciles y responden conforme a lo que nosotros, como educadores, les enseñamos y el ejemplo que damos con nuestra propia gestión de las emociones. Los niños aprenden bajo qué condiciones reciben amor, atención, comprensión y afecto, y bajo qué condiciones obtienen rechazo, castigo o aislamiento. Esto los condiciona fuertemente y los va formando en carácter y personalidad. Esos aprendizajes influyen en el desarrollo porque pronto empiezan a interiorizar las «buenas» partes de ellos que consiguen amor y protección y a ocultar las «malas» partes que son rechazadas, criticadas o invalidadas. No quiero unas hijas sumisas que acaten mis decisiones sin cuestionarlas ni niñas egoístas y poco empáticas que se sientan impunes ante las normas.

Detrás del «mal comportamiento», hay siempre una causa, un malestar del niño o una necesidad que no está cubierta. Si tratamos los síntomas, pero no la causa en origen, el mal comportamiento se repetirá y el peque interiorizará que es un niño «malo» o una niña «mala». Esto derivará en un rechazo por el cual el niño o la niña desarrollará métodos para intentar acabar con esas partes suyas que le hacen sentir que no son deseables, reprendiéndose a sí mismo con una voz interior hostil y dura o asumiendo lo «mala» o «malo» que es y actuando como tal confundiendo lo que hace con lo que es. El modo en que nuestros padres o cuidadores nos respondieron se convierte en el modo en que nosotros nos respondemos a nosotros mismos y, si no lo solucionamos y rompemos la cadena, será, a su vez, el modo en el que responderemos a nuestros peques. Si estás leyendo este libro, seguramente quieras romper con esos patrones educativos generacionales y, como yo, tú también querrás que tus hijos se sientan valiosos, merecedores de todo lo bueno que les pase y comprendidos en los momentos difíciles.

Podemos enseñar a nuestros hijos a hacer lo mismo y fijarse en lo que pasa por dentro en lugar de en lo que se ve por fuera y, así, conocerse a ellos mismos y, en consecuencia, empatizar mejor con los demás. Esto les servirá para entender los comportamientos de otros, para no tomarse de manera personal muchas reacciones ajenas y conocerse y gestionarse mejor.

Parece imposible, pero se puede ser firme y amable, marcar límites y ser divertido, hacerse respetar y mostrar amor y cuidar de los peques, pero también cuidar de uno mismo y de la pareja. De esta forma, se puede establecer una buena base para que construyan sobre ella su personalidad.

Nuestro trabajo no consiste solo en proteger físicamente a nuestros hijos, sino también emocionalmente. Aquí es donde entran en juego la validación y la empatía. Según la doctora Becky Kennedy en *Educar sin miedo,* «la validación es el proceso de percibir la vivencia emocional de otra persona como real y verdadera en lugar de actuar como si quisieras convencer a esa persona de que no está viviendo lo que está viviendo o de que su vivencia no tiene ninguna lógica». La empatía hace referencia a nuestra capacidad de entender y de vernos reflejados en los sentimientos de otra persona. Uno de los objetivos principales de la infancia es el de desarrollar capacidades de regulación emocional saludables, y la empatía y la validación desempeñan un papel fundamental a la hora de ayudar a los niños a desarrollar capacidades de regulación.

Cuando aceptamos que todos somos distintos, pensamos de manera distinta y percibimos y sentimos de manera distinta, entendemos que pueden darse válidas realidades distintas de una misma situación, podemos aceptarlo como dos realidades que se dan a la vez. En consecuencia, también somos capaces de ver y aceptar que cada uno es de una manera, tenemos propios sentimientos, pensamientos y necesidades distintas el uno del otro. Esto permite validar lo que cada uno siente y cómo ve las cosas y que se muestren dos realidades distintas de una misma situación.

Permite que dos personas se lleven bien y se sientan a gusto la una con la otra. Y esto es indispensable para una relación sana, respetuosa y positiva con nuestros hijos.

Los primeros años son importantes. La crianza es importante. Los niños interiorizan de manera implícita todo lo que observan y sientes incluso antes de los tres años. No se acordarán de la manera en que solemos pensar en los recuerdos, es decir, con palabras, pero sí pueden recordar, el cuerpo y la mente recuerdan por ellos de manera implícita. Aprenden a partir de las interacciones con sus padres lo que es aceptable, lo que no lo es, lo que está bien o lo que está mal. Por eso, nuestros recuerdos de la primera infancia nos condicionan aun sin nosotros saberlo y nos acompañan toda la vida. La forma en que los padres interactúan con sus hijos en sus primeros años de vida es lo que los niños llevarán consigo en su desarrollo durante toda la vida. La información que les llega de esas interacciones la utilizan para extraer conclusiones sobre la realidad. Por ello, cada familia es un mundo, literalmente hablando, para cada niño, porque no conoce otra cosa.

Lo que viven los niños con sus padres en la infancia repercute directamente en lo que piensan sobre sí mismos, en sus relaciones con los demás, en lo que les parece seguro, en lo que les parece que está bien o mal. Por suerte para nosotros, el cerebro es muy maleable —neuroplasticidad— y puede formar nuevas conexiones o desechar otras para hacernos capaces de reprogramar, desaprender o reaprender y cambiar según lo que necesitemos o cómo lo estimulemos.

La pareja

Dile a tu pareja al menos una vez
al día lo sensacional que es y lo que la amas

H. JACKSON BROWN

Lo mejor que un padre o una madre
puede hacer por sus hijos es amar a su pareja

ZIG ZIGLAR

Es primordial no descuidarnos a nosotros mismos y nuestras necesidades. Los padres tienen que sentirse bien y estar bien para que, en consecuencia, los hijos estén bien y todos tengan relaciones sanas y positivas. La crianza demanda tanto tiempo y esfuerzo que parece que te consume y, cuando te vas a dar cuenta, no eres más que una mamá o un papá que solo mira por y para sus hijos e hijas sin darse cuenta de que, si tú no estás bien y no te sientes bien, no es posible que puedas educar y cuidar a tus peques bien. Nos cuesta mirar por uno mismo y pedir lo que necesitemos, ya sea ayuda, espacio o tiempo, puesto que esto nos genera culpa o malestar.

A esto se suma cuidar la vida en pareja. Tener tiempo en pareja es una actitud. La relación debe cuidarse y ambas partes deben estar dispuestas a procurar buenos momentos para los dos, aunque sean pequeños, trasmitir cariño y prestar atención a los detalles dentro de esa vorágine que es ocuparse de los pequeños de casa y del trabajo. Pequeños momentos del día pueden convertirse en momentos de pareja. Hay que mantener una buena comunicación para no perder la confianza y procurar tratarse con dulzura y amor, incluso cuando no estéis de acuerdo, y buscar las caricias y los abrazos y las pequeñas muestras de que estás ahí pase lo que pase.

Recuerdo que, cuando mis mellizas ya tenían unos seis meses quizás, me di cuenta de que mi marido ya no me veía a mí como mujer completa, solo veía a mamá. Tras esta percepción, decidí ponerme manos a la obra y cuidar mi relación, que, tras un cambio tan drástico como es ser madre, había dado un vuelco, y necesitábamos encontrarnos de nuevo los dos. Entonces busqué un fotógrafo para que me hiciera un álbum de fotos en elegante lencería en el que escribí una dedicatoria que decía: «Para no olvidar que primero fuimos dos, te quiero». Dejé a las chicas al cuidado de los abuelitos y nos fuimos solos a comer a un sitio muy lindo y romántico y le entregué mi regalo. Este hecho marcó un antes y un después. Pocas veces he visto llorar a mi marido, y esta ocasión fue una de ellas. Tras fundirnos en un hermoso abrazo y envueltos en lágrimas, este fue el punto de inflexión para retomar nuestra relación de amor y comenzar a buscar de nuevo ese equilibrio que nos había llevado a querer formar una familia juntos. Lo conseguimos a base de cuidar los detalles, cuidarnos, procurarnos momentos para nosotros, y ya nunca hemos dejado de hacerlo.

Esto no significa que no tenga que preocuparme nunca más. Cuidar una relación requiere un gran esfuerzo por parte de los dos, puesto que el amor es esencial pero no suficiente. Hay que hacer sentir a la otra persona querida, hacerle saber que la apoyas, que está segura a tu lado y que juntos sois mucho mejores personas. Todo esto por ambas partes claro. Él por su parte, en mi primer día de la madre, entendió que lo que más necesitaba era tiempo para mí, para cuidarme y relajarme. Me regaló un día con planes por y para mí cuidado mental y físico, me fui de escalada y a comer, fue un día perfecto para recargar la energía que necesitaba. Cómo se suele decir, el amor en pareja es como una planta que hay que regar cada día para que siga creciendo. Los peques interpretarán como ha de ser una relación de pareja a través de nosotros y nuestro comportamiento, es por esto que debemos ser ejemplo de respeto mutuo, afectividad, cariño, apoyo, comprensión, etc., para fomentar relaciones saludables en nuestros hijos e hijas.

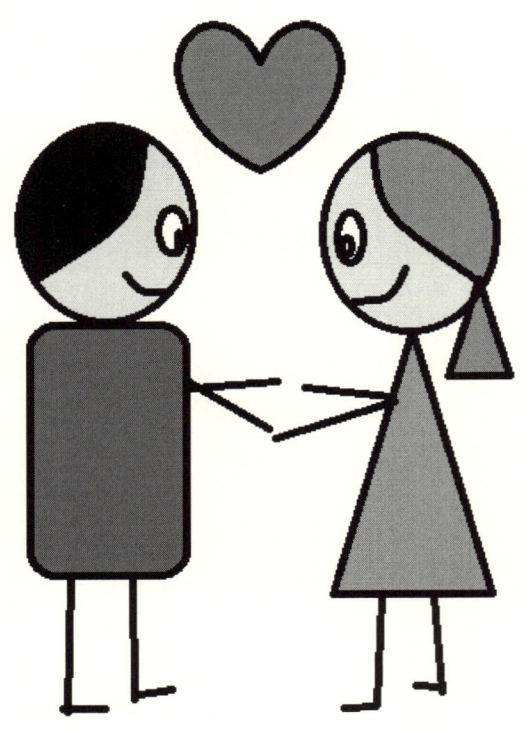

Teorías que utilizo sobre la crianza y educación

Una de las cosas más afortunadas que
te pueden suceder en la vida es tener una infancia feliz

AGATHA CHRISTIE

Teoría del apego

El psicólogo John Bowlby formuló esta teoría a principios de los sesenta mediante experimentos bastante controvertidos con monos, y esta decía que el apego es lo que hace que un niño sienta cubiertas todas sus necesidades básicas: alimento, protección y seguridad emocional. Los niños están programados para buscar cobijo y seguridad en las personas que les proporcionan la comodidad y la seguridad que necesitan para sobrevivir. Los niños extraen conclusiones sobre qué se les permite ser y hacer y cómo funciona el mundo a través de sus cuidadores. Dependen de nosotros y lo saben, así que obtienen información sobre el entorno y se programan a sí mismos en función de lo que observan para maximizar el apego. La información sienta las bases del modo en el que piensan sobre sí mismos y sobre los demás de por vida. Si queremos a nuestros hijos en relaciones sanas, en las que puedan encontrar un equilibrio, no dejen de ser ellos mismos, puedan ser vulnerables y obtengan apoyo y sean queridos, debemos empezar cuanto antes. Es importante estar ahí y que se sientan comprendidos, apoyados y no juzgados por nosotros como padres o cuidadores, haciéndoles saber que estaremos siempre, aunque las cosas salgan mal, y así se convertirán en adultos asertivos, seguros de sí mismos y valientes.

Los sistemas de familia interna —SFI—

Es un modelo terapéutico desarrollado por el psicólogo Richard Schwartz que asume que la persona tiene diferentes partes dentro de sí que la conforman. Puede que seas una persona extrovertida con quien te conoce, pero reservada con los que no te conocen. Puedes ser valiente en unas ocasiones e inseguro en otras dependiendo de diversos factores. Todas esas facetas son parte de ti y te hacen ser quien eres. Ninguna de esas partes es mejor o peor que otra, tú eres la suma de todas ellas. Esta teoría dice que, normalmente, cuando nos vemos sobrepasados y perdemos el control, es porque una de estas facetas ha tomado el mando, perdemos la perspectiva de nosotros mismos y nos convertimos en esos sentimientos. De ahí, por ejemplo, seguir centrados cuando vivimos un conflicto o sentir rabia sabiendo que somos buenas personas. Los niños tienden a convertir la vivencia en identidad, el hacer en ser, es decir, «He hecho algo malo» se convierte en «Soy malo». En otras palabras: de lo que viven con sus cuidadores, los niños definen quiénes son. Las emociones aprobadas por los padres les hacen saber a los niños las partes de ellos que son merecedoras de amor y las emociones que los padres apartamos, castigamos o rechazamos hacen que los niños aprendan qué partes de ellos son malas. Por eso es importante distinguir la conducta de los sentimientos y de quiénes son nuestros peques. Los niños interpretan nuestras reacciones no como una reacción a un momento concreto, sino como un mensaje de cómo deberían ser o cómo son. Es necesario separar lo que un niño hace de lo que un niño es. No queremos que nuestros niños peguen, pero sí queremos que tengan derecho a sentirse enfadados. Si no reconocemos los sentimientos que hay detrás de los comportamientos y les mostramos que los queremos incluso cuando se portan mal, aunque les riñamos, los comportamientos y los sentimientos se convertirán en una sola cosa, lo que llevará a patrones de comportamiento problemáticos a largo plazo. Los primeros años preparan a nuestros hijos para ser adultos seguros y conscientes de sí mismos, independientes y con relaciones interpersonales sanas. El trabajo que les dedicas siempre merece la pena siempre, y es donde se forman las generaciones futuras. ¡Menuda responsabilidad!

Neuroplasticidad

El psicólogo Louis Cozolino demostró el papel de la terapia en el proceso de neuroplasticidad. Nunca es demasiado tarde para reparar una relación, reconectar con tus hijos y cambiar la trayectoria de su desarrollo. Y tampoco es demasiado tarde para ti como hija o hijo. Las primeras vivencias del niño tienen un enorme impacto en el desarrollo de su cerebro, pero pueden modificarse, así que no te agobies si, después de leer este libro, piensas en algunas cosas que podías haber hecho de otra manera: estás a tiempo. Cuando los padres están dispuestos a reflexionar y cambiar, sin ponerse a la defensiva, momentos del pasado que no les gustaron a sus hijos y a repararlos juntos, el cerebro del niño puede reprogramarse. La neurocientífica Marian Diamond descubrió, a principios de los sesenta, que un entorno desfavorecedor hace que el cerebro se encoja, mientras que un entorno enriquecedor hace que crezca. Si el entorno cambia, el cerebro cambia.

No existen el padre o la madre perfectos. Todos los padres tienen momentos en los que pierden la calma, en los que dicen cosas a gritos que desearían no haber dicho y en los que lanzan miradas asesinas. No te preocupes si no has podido evitarlo y no has sido capaz de contenerte, lo importante es lo que ocurre después. Nuestros malos momentos no definen lo que somos como padres o madres, pero sí lo hace el hecho de que tratemos o no de recuperar el vínculo con nuestro hijo o hija. Lo principal es que estemos presentes de una forma tranquila y compasiva tras el momento de desconexión. Solo tenemos que añadirle la seguridad emocional que requiere y, con esto, cambiamos la sensación de malestar en la memoria del cuerpo del peque al recordarlo. La reparación se puede dar diez minutos después de un arrebato, diez días o diez años.

La resiliencia

Es un factor clave para ser feliz, ya que esta depende de que sepamos regular la angustia. Necesitamos sentirnos seguros y saber gestionar nuestras emociones para ser felices. Cuantos más sentimientos negativos sepamos regular —la frustración, la decepción, la envidia o la tristeza—, más sencillo será sentirnos bien y felices. La resiliencia nos ayuda a recuperarnos de los momentos difíciles, del fracaso o de la adversidad en nuestras vidas. Esta característica es la habilidad para reponerse, para, cuando caes, tener la valentía, la persistencia y la fuerza de volverlo a intentar tantas veces como haga falta hasta conseguir tu objetivo y superar los errores cometidos, tener constancia y no rendirse cuando las cosas no salen como uno espera. Esto define la manera en la que vivimos y nos relacionamos. A las personas resilientes se les da mejor enfrentarse a situaciones de estrés y exigencia. La resiliencia es una capacidad que los padres podemos inculcar a nuestros hijos desde pequeños. Porque no podemos cambiar lo que nos pasa, pero sí la manera en la que afrontamos las cosas. Podemos enseñarles a tolerar la angustia y superarla, incluso cuando no sabemos si conseguiremos aquello que deseábamos. Según los psicólogos Robert Brooks y Sam Goldstein en su *Manual de resiliencia en niños*, las cualidades que los peques necesitan de sus padres para desarrollar la resiliencia son empatía, escucha, que los acepten tal y como son, que les proporcionen seguridad, que identifiquen sus puntos fuertes, que les dejen cometer errores, que los ayuden a ser responsables y que les enseñen a ser resolutivos. Tenemos que preparar a nuestros hijos para resolver sus problemas en lugar de resolvérselos nosotros.

Los problemas de conducta son, a menudo, una forma de reclamar atención, así que, si esas necesidades se satisfacen, la mala conducta se extingue.

Promover en los peques la seguridad en sí mismos les da la capacidad de sentirse a gusto, quererse a ellos mismos, gestionar de manera adecuada los sentimientos y que su diálogo interno sea positivo y motivador.

Todo esto que expongo no es fácil de llevar a cabo, lo sé; de hecho, yo soy la primera que, cuando no ha podido manejar la situación, ha visitado a su terapeuta de confianza para que nos diera herramientas tanto a mi marido y a mí como a las peques para poder superar los momentos complicados que se presentan en la crianza conforme las peques van creciendo. Todas las relaciones son complicadas y tratamos de simplificar y disfrutar de la vida de una manera plena, amable y consciente. También es cierto que yo soy una de las pocas afortunadas que tienen tiempo de criar y educar a sus peques y darse cuenta desde el minuto uno de las carencias, miedos o etapas por las que pasan mis niñas y así ponerles remedio incluso antes de que se conviertan en un problema. Además, las emociones las trabajamos mucho en casa y procuro darles la libertad y proporcionarles el vocabulario apropiado para expresar sus sentimientos y sus pensamientos. Aun siendo muy pequeñas, siempre han sido muy capaces de contar cómo se sienten, por qué y ver también los sentimientos de la otra persona —empatía—.

Últimamente estamos lidiando con una baja autoestima de una de mis peques por querer compararse continuamente con su hermana —cosas de mellizas— y esta vez sí sé lo que tengo que hacer. Está tan ocupada observando a la hermana que no se presta atención a sí misma y se pierde muchas cosas bonitas de su persona por ello. No disfruta del momento y siempre le parece mejor lo que tiene o hace la hermana. Tras una larga charla adecuada a su edad, hemos hecho una lista de las cosas buenas que tiene y la estamos trabajando juntas. Al principio, la peque no era capaz de encontrar en sí misma ninguna cualidad positiva. Comencé yo escribiendo algunas y mi niña no podía ni leerlas y me decía que me las había inventado y que no eran ciertas. Más tarde, me dejó leerlas a mí; luego, juntas y, por último, ella las leyó y las escribió en unos folios que estamos pegando por toda la habitación. Ahora está emocionada con la lista y deseando escribir más cualidades y su actitud ha mejorado considerablemente. Necesita conocerse un poco mejor y ver cuáles son sus virtudes para utilizarlas a su favor y sus defectos para mejorarlos o aprender a manejarlos. Tiene que suavizar su voz interior, puesto que es muy dura con ella misma y, en ocasiones, esto distorsiona la realidad y le hace permanecer en un estado constante de lucha y huida en el cual, normalmente, el objetivo a abatir es su hermana.

Desarrollo cognitivo de Vygotsky

Menos advertir y más conducir. Menos decir «cuidado» y más decir qué obstáculo debe esquivar. Los niños aprenden en su interacción con el mundo y desarrollan muchas de sus habilidades en el aprendizaje cooperativo. Es decir, si queremos que aprendan los riesgos por su cuenta, deben experimentar situaciones que los expongan. Es decir, los preparamos para resolver conflictos en un futuro si los incentivamos a experimentar y aprender sobre el peligro y desarrollar estrategias para superarlo. Por ejemplo, en lugar de decir «cuidado», hacer preguntas que los hagan pensar, como ¿notas lo alto que estás? ¿Ves que el suelo es resbaladizo? ¿Escuchas esos perros ladrar? ¿Sientes que, si acercas demasiado la mano, está muy caliente? ¿Te sientes confiado?, ¿o inseguro, ¿o…? Y, después de hacerlos pensar, proponer preguntas para que encuentren la solución, como ¿ cómo vas a bajar de ahí sin problemas?, ¿qué puede servirte para agarrarte? ¿Dónde podrías hacer esto sin molestar? ¿Como vas a …? ¿Quién será tu ayudante? De esta manera, el niño o la niña, por su cuenta, tendrán las herramientas para calcular los riesgos y tomar decisiones, confiarán en ellos mismos, sabrán resolver problemas y enfrentarse a la vida de una manera proactiva. Yo aquí me he dado cuenta de que soy malísima; lo bueno es que nunca es tarde y debo dejarlas explorar más y de manera más independiente, porque me he dado cuenta de que, en ocasiones, optan por decir «no» por miedo a cometer errores o no ser suficientes para la tarea. Toca reeducarme y reeducar.

Abordar el comportamiento

El juego es la forma más elevada de investigación

ALBERT EINSTEIN

Pasar tiempo jugando con niños nunca será tiempo perdido

DAWN LANTERO

Para ejercer una influencia benéfica en los niños,
es indispensable participar de sus alegrías

DON BOSCO

Durante la crianza, he probado una gran variedad de estrategias para superar los momentos complicados de las peques. En algunas ocasiones, no me han funcionado, pero, en otras, sí, así que me gustaría mostraros aquellas estrategias que sí me han ayudado y la manera en la que he ido corrigiendo y dirigiendo a mis peques para que sean adultas equilibradas y seguras de sí mismas. Sigo aprendiendo, probando e intentando resolver las adversidades de la mejor manera y he de decir que, en ocasiones, se dejan entrever mis enseñanzas en los comportamientos de las chicas, van surtiendo efecto en la manera en la que las peques son capaces de manejar situaciones emocionalmente complejas y hacerse valer con total asertividad.

A pesar de educar a mis dos hijas en el mismo sentido, ellas son totalmente diferentes y lo que funciona con una no necesariamente me funciona con la otra, ya que ambas tienen personalidades completamente distintas. Dicho esto, con una de mis niñas, siempre he tenido episodios de rabietas desde bien pequeña y enfados con ira al ir creciendo. En mi ignorancia de madre primeriza inexperta, probé toda clase de estrategias para abolir dicha conducta. Al principio, yo misma me desequilibraba y la situación se me iba de las manos provocando que actuara de una manera poco aceptable dando gritos o dirigiéndome de manera brusca a una pequeña niña que tenía una necesidad y yo no lo veía. También ignorarla y armarme de paciencia hasta que se cansase de protestar o llorar fue otra de las fases por las que pasamos. Castigarla en su habitación unos minutos, otra de las etapas. Romper a llorar de frustración yo también no era raro al principio…En fin, la teoría de prueba y error de Edward Lee Thorndike. Nada funcionó de manera definitiva y la peque no sabía cómo superar su frustración ni yo cómo ayudarla y no acabar desesperadas e incomprendidas, ella llorando y enfadada y yo frustrada y con mal cuerpo por no saber afrontar la situación y cargarme con la culpa de haber hecho algo que no quería.

Hoy día, la táctica es distinta y, al menos, nos permite afrontar la situación juntas, no daña nuestra relación y, poco a poco, va calando en la peque y ella misma gestiona mejor los conflictos externo e interno.

Los niños son muy emocionales desde que nacen hasta una edad bastante más tardía, así que lo que hago para evitar las rabietas es identificar el momento en el que se va a producir si me da tiempo, validar sus emociones poniéndome en su lugar y proponiendo que busquemos una solución juntas. De esta manera, conecto con su parte derecha del cerebro, donde están las emociones, y provoco que se calme un poco y me escuche, no solo que me oiga, y entonces le explico la situación y buscamos solucionarla. Lo que sucede es que, ahora que ya son más mayores y tras trabajar desde pequeñas con ellas todo esto, son ellas mismas las que, al calmarse, me explican cómo se sienten, cuál es la situación y cuál creen que es la otra versión de la historia, y, de esta forma, la solución parece más clara y amable con todas las partes.

Además, hemos separado la frustración y la ira de su personalidad en sí, poniéndoles nombre y responsabilizándolas de los comportamientos menos acertados. De esta manera, si hay un enfado o una negativa, le pido que deje a su «como quiera que se llame» en su habitación, que no está siendo ella misma y que ella no es así. Su reacción inmediata es dejar su enfado a un lado, conectar con su parte racional y solucionar el conflicto sin tanto drama.

Demasiada madurez para entender las consecuencias

Otra de las cosas que me sucedía es que una de mis peques era extremadamente hábil viendo más allá de las cosas que tenía delante y eso la llevaba a sacar sus propias conclusiones de qué podría pasar, tanto bueno como malo —sobre todo, malo—, como consecuencia de sus actos. Es decir, era y es muy buena sopesando las consecuencias de las acciones. Esto le genera mucha angustia, ansiedad, miedos y preocupaciones que la hacen sentirse triste y preocupada cuando no debería ser así. Deja de vivir y experimentar porque los miedos la paralizan y no la dejan disfrutar de las cosas. En estas ocasiones, lo que hago es preguntarle qué piensa, de dónde ha sacado tales conclusiones, desmentir lo que no sea cierto y aportar la información que le falta para su relato. Es imprescindible no negar si hubiera alguna situación fea o peligrosa que pudiera darse según su argumento, pero explicarle la poca probabilidad que hay de que este hecho suceda. Hablar con ella de este modo la hace sentirse escuchada y comprendida, ve que me tomo en serio lo que me cuenta y que, a pesar de que nos puedan pasar cosas, tenemos que disfrutar de la vida sin miedo, aunque con prudencia. Dejándola exponer su relato, su hemisferio derecho aparece para frenar las emociones incontroladas de miedo de su hemisferio izquierdo para liberarla de la angustia y tranquilizarla.

En ocasiones, se dan situaciones en las que, como dice Daniel J. Siegel en su libro *El cerebro del niño,* necesitamos conectar el cerebro inferior, encargado de las reacciones más primitivas como huir o pelear, al cerebro superior, más evolucionado y encargado de la imaginación, la planificación y de las conexiones más complejas en el cerebro. Para ello, siempre que hay un conflicto, en lugar de proponer la solución, intento que la encuentren ellas o les doy a elegir entre dos o varias opciones para que sean ellas las que decidan. Es entonces cuando el cerebro superior se pone en marcha y sopesa las diversas opciones.

Recuerdos implícitos que condicionan

Otro de los desafíos para mí misma y para mis peques ha sido ver y ser conscientes de nuestros recuerdos implícitos y tomar consciencia de ello. Cuando me embarqué en el mundo de la crianza y quise ser mejor madre, cuanto más leía e investigaba, más claros se volvían algunos recuerdos de mi infancia. Algunos, buenos, y otros, no tanto. La perspectiva cambia muchísimo cuando ves acontecimientos con la mirada de una persona madura y equilibrada a cuando los ves desde la perspectiva de una niña inocente y sumisa que hacía lo que fuera por evitar el conflicto confiando ciegamente en sus padres. De esta manera, las sensaciones se han vuelto recuerdos y, al afrontarlos, ahora soy capaz de poner los límites que no supe poner, decir «no» si hay algo que no quiero hacer y mirar por mí y mi familia —mis hijas y mi marido— sin ser tan complaciente con los demás. Ya no busco agradar a los demás por encima de todo, quiero relaciones sanas de igual a igual y buena energía a mi alrededor. Más personas vitamina y menos personas tóxicas, como nos aconseja Marian Rojas en su libro *Encuentra tu persona vitamina*. Todo lo que me aporte bienvenido es. Lo mismo pasa con los niños: si han vivido en algún momento alguna situación desagradable para ellos o ellas que les ha provocado un sentimiento negativo, eso siempre estará ahí, a menos que lo vea y lo afronte para poder superarlo.

A una de mis chicas, por alguna razón o en algún momento, algo, alguien o yo misma le hizo sentirse mal, sola, y salía en forma de miedo a la oscuridad, a estar sola, me demandaba constantemente. Mirando atrás, a pesar de mis esfuerzos por ser la mejor versión de mí como madre, creo que sé de dónde viene esa sensación implícita que la condiciona en muchas ocasiones. Debido al exigente trabajo de mi marido, soy, a efectos prácticos, la responsable en su casi totalidad de la crianza de mis niñas a lo largo de la semana, a excepción de sábado tarde y domingo. Esta situación con mellizas recién nacidas fue bastante dura. Tuve que buscar ayuda para la casa y mi madre siempre estaba dispuesta a echar una mano. Yo estaba desbordada, agobiada, no era yo; creo que estuve así al menos dos años. Tuve que aprender a hacerlo todo con dos bebés demandantes de mamá las veinticuatro horas. En mi día a día, bastante exigente, tenía que seguir haciendo mis tareas cotidianas, además de dar el pecho a dos bebés, cambiar pañales, bañarlas, etc. Se presentaban situaciones muy duras y momentos muy estresantes. Afortunadamente, todo pasa, somos más fuertes de lo que parecemos y podemos con lo que nos propongamos. Para mí, ir a comprar era un suplicio —de hecho, acabé pidiendo la compra por internet—, pero, en ocasiones, tenía que gestionar cosas que implicaban dejar a las peques solas un momento, aunque lloraran porque mamá solo había una, y bebés necesitados, dos.

Solo el hecho de llegar a casa, meter el coche en el garaje y subir una peque mientras la otra esperaba en el coche que yo volviera, al principio fue todo un drama para mí. La niña que dejaba en el coche no paraba de llorar hasta que me veía y, entonces, la que dejaba arriba en la cuna también lloraba porque me había ido. Sentía desolación, frustración, que no lo estaba haciendo bien, impotencia, teniendo que hacer de tripas corazón, respirando hondo y, si podía, guardando las lágrimas por oír a mis peques llorar y no poder atenderlas.

Recuerdo una época especialmente complicada, cuando una de mis peques, todos los días, de camino a la guardería, sentada en la silleta del coche y en plena carretera demandaba mi atención llorando desesperadamente durante un trayecto de casi treinta minutos y yo no solo no podía atenderla, sino que, en ocasiones, me sacaba de quicio estar conduciendo, oírla llorar con esa intensidad, ver el desequilibrio que provocaba también en mi otra hija y no poder hacer absolutamente nada. Esto duró unas cuantas semanas que parecieron años y, al fin, desistió, entendió que no iba a recibir la atención que necesitaba y no volvió a llorar en el coche nunca más. Este creo que es su recuerdo implícito y el responsable de que ahora sienta esos miedos y esa necesidad de atención. Estoy trabajando con ella su autoestima, empoderándola y dándole a entender que yo siempre estaré a su lado y seré su red pase lo que pase. Intentamos que el recuerdo implícito se vuelva explícito, ya que el cerebro recuerda muchos hechos tanto si somos conscientes como si no. Si son buenos recuerdos, nos evocarán sensaciones positivas, como cuando escuchamos una canción y, de repente, nos sube el ánimo y no sabemos por qué. Pues seguramente hubo algo en ese momento en el que sonaba esa canción que te hizo sentir bien y tu cerebro lo asoció auténticamente sin ni siquiera darte cuenta. Lo mismo sucede con los malos recuerdos implícitos. Esto explica cómo los niños o adultos reaccionamos de manera extrema ante ciertas situaciones sin ser conscientes de la razón. El hipocampo es el encargado de la unión de recuerdos implícitos con recuerdos explícitos. Por esto, cuando ayudamos a nuestros hijos a integrar el pasado en el presente, pueden dar sentido a lo que ocurre dentro de ellos y controlar cómo piensan y cómo se comportan y por qué reaccionan de esa manera. Como resultado, se reducirán respuestas irracionales y exageradas de nuestros hijos.

Otra buena costumbre que tenemos en casa para sentirnos parte de la vida los unos de los otros es contarnos cómo nos ha ido cuando hemos estado separados. Esto ayuda a recordar y a ejercitar la memoria, les ayuda a los peques a narrar correctamente los acontecimientos y nos hace partícipes de las vidas de todos nosotros como familia. Siempre que salimos del cole, lo primero que hacemos las chicas y yo es contarnos cómo nos ha ido la mañana, qué hemos comido, qué ha hecho mamá o si ha sucedido algo en el cole. Lo mismo ocurre cuando llega papá por la noche y nos cuenta cómo le ha ido el día. Al principio, ya de novios, mi marido no estaba acostumbrado y le resultaba hasta incómodo que le preguntara, pero ha terminado siendo un momento de conexión.

Hacer y ser no son lo mismo

Otra de las tácticas que funcionaron en casa es que, en ocasiones, mis niñas hacen algo que no deben o tienen un mal comportamiento y yo me esfuerzo mucho por que vean que no son malas o torpes o cualquier otra cosa porque nos peleemos en un momento determinado o se nos caiga al suelo el vaso de cristal. Sin quererlo, incluso ellas mismas dicen «Qué torpe soy». Intento que diferencien el hacer del ser.

Pongo todo mi empeño en observar esos comportamientos y añadir alguna frase alentadora que les haga ver que no son torpes, sino que han tenido un momento de torpeza y que a mamá también le pasa a veces. De hecho, hemos hecho una lista de cosas buenas de las chicas, porque les cuesta ver su lado bueno y sus virtudes cuando sí ponen su atención en el momento en el que sacan un rasgo negativo. Me gustaría que pensaran en ellas mismas en positivo y que su voz interior las alentase a ver todo lo bueno y cómo mejorar lo que no lo es tanto. Somos el conjunto de todas nuestras cualidades y es lo que nos hace ser quienes somos.

Estimulación temprana

Creo en la estimulación temprana y la neuroplasticidad y, por ello, animo a mis niñas a aprender fomentando su desarrollo cognitivo siempre que puedo. Incluyo el aprendizaje en el día a día, los juegos o las actividades que hacemos. Nunca pierdo de vista la parte educativa a la par que lúdica en nuestros quehaceres o en nuestro tiempo libre. No se deja de aprender y me encanta el hecho de motivar a mis peques a tener curiosidad por todo y trabajar con ellas para mantenerlas siempre activas con respecto a hacer cosas, descubrir, investigar. No soy una loca de la perfección ni una mamá extremadamente exigente con las chicas. Simplemente, me gusta que desarrollen todo su potencial y den lo mejor de sí. Me gusta que vivan en un entorno enriquecido que favorezca su desarrollo. Me veo a mí misma cuando aún no gateaban dejándolas en un extremo del pasillo y yo en el otro y, cual animadora, diciendo: «¡Vamos, cariños!, ¡venga, peques, vamos!, ¡venid con mami!». Me gusta pensar que mantengo un buen equilibrio entre exigencia y tolerancia. Estoy muy pendiente de su educación y de su desarrollo. Esto se traduce en que, desde los cuatro años, que empezamos con juegos de lectura para bebés, hasta lo buenas lectoras que son hoy, ha habido un camino de constancia, esfuerzo, tenacidad, frustración y, finalmente, logro, todo ello mediante el juego y la dedicación por parte de nosotros como familia junto con el cole para lograrlo. Esta es nuestra dinámica. No obstante, si veo que algo las supera, no las fuerzo, las ayudo, y, si veo que pueden dar más de sí, las animo a seguir y les exijo. A esto se le suma el hecho de que somos una familia bastante activa y las chicas disponen de muchas oportunidades de experimentar y de exponerse a situaciones nuevas. Durante la semana, tenemos algunas actividades fuera del horario escolar; otros días, de parque o recados, y tiempo para jugar con sus juguetes o leer con calma antes de dormir. Y los fines de semana los ocupamos con actividades familiares para los cuatro solos o en compañía de amigos. Solemos hacer cosas tales como ir al teatro, al cine, espectáculos, playa, montaña o cualquier otra cosa divertida para disfrutar juntos y cambiar la rutina de la semana. De esta forma, ofrecemos a las chicas diversidad en su vida y fomentamos las nuevas conexiones neuronales que irán modificando y ampliando su cerebro en desarrollo.

Interpretar emociones

Los peques no se conocen a sí mismos lo suficiente ni tienen la experiencia necesaria para saber cosas que nosotros, como adultos, damos por hechas. Un claro ejemplo es cuando tienes un nudo en el estómago porque estás ansioso o ansiosa, o cuando sientes que le pegarías a alguien —pero, por supuesto, no lo haces— porque estás lleno o llena de ira o frustración, o si tu cuerpo se viene abajo y te cuesta hasta hablar porque estás triste. Esto lo irán aprendiendo conforme vayan viviendo y sería estupendo que pudiéramos enseñarles a identificar esos sentimientos y a poder explicar correctamente cómo se sienten. Para este proceso, yo, desde bien pequeñas, quizás ya con tres o cuatro años, les leía libros relacionados con las emociones, como pueden ser *El monstruo de colores*, del que también tenemos el juego; *El emocionario*, y demás para que fueran comprendiendo cuáles son las emociones y qué te hacen sentir. De esta forma, pueden contarme con todo detalle cómo se encuentran, qué sienten y, además, en consecuencia, han desarrollado una gran empatía. Además, los peques se dan cuenta de que lo que sienten por dentro se refleja en su comportamiento y es más fácil hacérselo ver y modificarlo.

Durante una o dos semanas, una de mis peques estuvo bastante irascible, demandante de atención y en guerra contra su hermana. Tras indagar durante este tiempo, preguntarle, pensar en si había habido algún cambio del que yo no fuera consciente que provocara tal situación, surgió la conversación de las amigas. Solo jugaba con una niña en todo el cole. Hablé con ella, ya que me extrañó, pues es una niña muy sociable. Me dijo que eso no tenía nada que ver con su comportamiento, pero, investigando juntas, nos dimos cuenta de que quizás estaba un poco frustrada por depender solo de una amiga para divertirse. Por otro lado, su hermana jugaba con todo el mundo y no tenía problemas, y esto le removía un poco. Si faltaba esta amiga en concreto, se sentía sola y perdida. Por su explicación de cómo se sentía y tras repasar juntas las cosas que le provocaban esas emociones y verse a sí misma, propusimos una solución: al día siguiente, en la hora del patio, jugó con su querida amiga, pero, además, con otras dos niñas más. Su estado mejoró a partir de ahí y, como consecuencia, los enfados disminuyeron y las peleas con la hermana se redujeron.

Explicar con calma

Solía contar hasta tres cuando mis peques están descontroladas, llorando apenadas o frustradas para poder encontrar la calma con cariño y, a continuación, hablar de lo ocurrido de una manera más racional, pero esto dejó de funcionar. Ahora intento buscar otra cosa que las saque de ese estado emocional desviando su atención y a veces me funciona decirles que se retiren un poco, se calmen y luego vuelvan a explicarme qué ha pasado y cómo solucionarlo. Antes, contar hasta tres era superefectivo, pero, a partir de los siete años, dejó de serlo. A esto se le añade una serie de condicionantes propios de la edad adolescente que yo pensaba que no llegarían hasta los doce años y, sin embargo, los veo a edades cada vez más tempranas. Normalmente, si tienen las necesidades básicas cubiertas, es menos probable que surjan conflictos; no obstante, estoy viendo algunas de las cosas que uno espera ver en un preadulto. Una de mis niñas tiene complejos respecto a su físico, se deja mucho influenciar por la opinión de los demás y no se valora lo suficiente. Necesito encontrar la manera de sacarla de esos momentos obsesivos y desviar de manera eficaz e inmediata su atención y poder erradicar estos pensamientos que provocan tales reacciones y así poder cambiarlos.

Encontrando su personalidad

Otro aspecto a trabajar es el de ser él mismo o ella misma y no ceder a estereotipos o presiones de grupo. En definitiva, que no se dejen llevar por los demás, sepan decir «no» si es necesario, argumenten sus razones, expongan, pero no impongan y, de esta forma, tengan una conducta lo más asertiva posible para no perderse entre la multitud y ser sociables sin perder su yo individual estando conectados a su familia, sus amigos, sus compañeros de clase y a su comunidad.

Somos un claro ejemplo para nuestros hijos seamos conscientes o no, y esto tiene un gran impacto en ellos, sobre todo en edades tempranas en las que las neuronas espejo, en su labor de copiar al modelo de aprendizaje, harán que tu peque haga por imitación tanto las cosas buenas como las no tan buenas que vea en ti. Cuidado con esto, que quizás te veas reprendiendo al peque por una conducta que tú mismo haces.

Siendo ellas más pequeñas, perdí los nervios en una discusión entre hermanas y grité desesperada que parasen ya, que así no se podía vivir, que las cosas no se arreglaban a gritos, aunque yo sí estaba gritando. «Mal ejemplo», pensé de inmediato, pero ya lo había hecho. Poco después, los gritos entre ellas se volvieron más habituales de lo que me hubiera gustado. Un día, desesperada por terminar con esta racha de peleas absurdas, me puse a pensar que, quizás, mi comportamiento era más habitual de lo que yo creía. Mi conclusión después de esto fue que, si no quería que hicieran algo, tenía que ser muy cuidadosa de no hacerlo yo misma y, si sucedía, disculparme y explicarles que yo tampoco había actuado bien. Funcionó.

Diversión en familia

Imprescindible para estrechar la relación con las peques y que pasemos tiempo de calidad juntas es divertirnos en familia. Nuestra rutina diaria entre semana se compone de colegio, extraescolares y, las tardes libres, parque, juego libre o lectura, a excepción de los viernes, que hacemos los deberes del fin de semana para poder tener libres el sábado y el domingo sin obligaciones. El sábado por la mañana son planes de mami con peques, porque papá trabaja, y el sábado tarde solemos estar en casa juntos, vemos pelis en el sofá, salimos con las bicis o jugamos en el jardín, y los domingos solemos tener planes chulos en familia o en familia con amigos, como ir a la montaña de senderismo, al cine, a la playa, al zoo, etc. Y, por supuesto, suelo reírme bastante con las peques en el día a día, me cuentan sus cosas y pasamos juntas momentos bonitos conversando y haciendo tonterías. Aunque el rey de los momentos de bobadas divertidas es papá, que, siempre que está con las peques, les gasta bromas, las hace rabiar para provocarlas y encuentra esos momentos de travesura que revitalizan su vínculo con ellas. Creo que ellas valoran mucho esos ratitos. No obstante, nunca dejo de ser su madre: puedo reírme con ellas, contarnos cosas, jugar juntas, pero yo soy quien pone límites cuando hace falta y les da consejo en sus conflictos. Soy su madre, no su amiga. Siempre las escucho, empatizo y les doy libertad de hablar conmigo lo que sea, pero no soy su colega y, por ello, me respetan.

Mindfulness, oxitocina y cortisol

La oxitocina es amor. Está dentro de ti

PAUL ZAK

Hay un libro que me encanta de Marian Rojas Estapé que se llama *Encuentra tu persona vitamina.* Este libro explica, entre muchas otras cosas, cómo afectan nuestras emociones a nuestros pensamientos, y estos, a nuestro comportamiento. Además, nos habla de la persona vitamina y de la persona tóxica. La persona vitamina es aquella que te hace sentir bien cuando está a tu lado. Es aquel o aquella que sabe apoyarte y ayudarte cuando lo necesitas, acompañarte en tu dolor y alegrarse por ti en tus logros. Es esa gente que te da confianza, con la que te sientes a gusto y con la que quieres compartir tu vida ya no solo como pareja, sino que llega un momento, conforme vas haciéndote más mayor, que vas siendo más selectivo con tus amistades y tu círculo más cercano: ya no te vale cualquiera, quieres personas que te sumen, te aporten y a las que puedas aportar y te trasmitan sensaciones positivas. Y luego están aquellas personas que no sabes por qué, pero te causan rechazo, te hacen sentir incómodo y ponen tu cuerpo en alerta. Estas personas son personas tóxicas para ti, son personas que te restan, aunque no sea esa su intención, pero, por algunas asociaciones de tu inconsciente, tu mente y tu cuerpo se alían para protegerte.

Pues, para mis peques, me gustaría un entorno de personas vitamina y que, por supuesto, ellas mismas lo fueran para los demás.

Todo esto tiene que ver con cómo la mente se desarrolla desde el principio del todo, qué experiencias vamos teniendo en la infancia que nos condicionarán en nuestra adultez y cómo se dan el desarrollo y el aprendizaje con nuestra familia, es decir, la socialización, lo que hará de nosotros personas tóxicas o personas vitamina y nos ayudará a encontrar nuestro lugar y a tener relaciones sanas con los demás.

Si conseguimos gestionar nuestras emociones, podremos moldear nuestros pensamientos y nuestro comportamiento y, por ende, cómo nos perciben los demás y qué recibimos de los otros. Cuando te enfadas, te frustras o tienes un sentimiento negativo, tu cuerpo genera cortisol y desprendes energía negativa a través de tu lenguaje no verbal. El cortisol es el encargado de poner tu cuerpo en alerta y se prepara para pelear o huir, y la consecuencia directa es que la mente se bloquea y no funcionas con cerebro pleno, es decir, no están conectados tu hemisferio derecho e izquierdo ni tu cerebro superior e inferior en plena armonía. Por el contrario, si tu mente y tus pensamientos se centran en las emociones positivas, generan oxitocina, que es la hormona encargada de darnos un chute de felicidad y buenas sensaciones y hace que desprendas energía positiva a través del lenguaje no verbal. De ahí que te sientas bien si te dan un abrazo, si te sientes comprendido o comprendida, si estás enamorada o enamorado o si sucede algo bueno. Y que lo veas todo negro cuando estás enfadado o enfadada, pierdes el tren, te hacen sentir mal, etc.

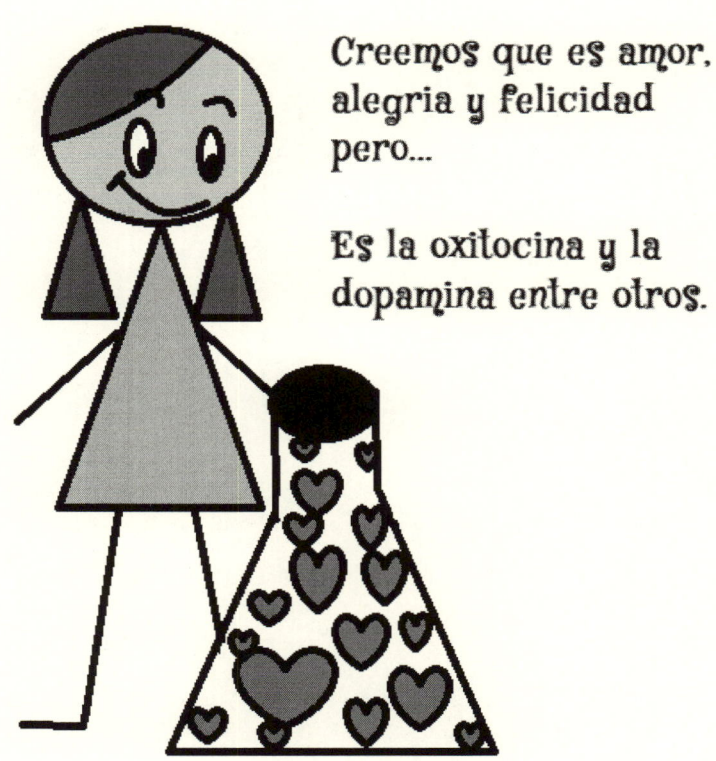

Creemos que es amor, alegria y felicidad pero...

Es la oxitocina y la dopamina entre otros.

La única riqueza en este mundo son los niños,
más que todo el dinero y el poder

MARIO PUZO

La educación es lo que sobrevive cuando
todo lo demás se olvida

BURRHUS FREDERIC SKINNER

No evitéis a vuestros hijos las dificultades
de la vida, enseñadles más bien a superarlas

LOUIS PASTEUR

La educación no cambia el mundo,
cambia a las personas que van a cambiar el mundo

PAULO FREIRE

Educar la mente sin educar el corazón
no es educar en absoluto

ARISTÓTELES

Todos somos genios. Pero, si juzgas a un pez
por su capacidad de escalar árboles,
vivirá toda su vida creyendo que es inútil

ALBERT EINSTEIN

No es lo que te ocurre, sino cómo
reaccionas lo que importa

EPICTETO

Bibliografía

El cerebro del niño, Daniel J. Siegel y Tina Payne Bryson
Encuentra tu persona vitamina, Marian Rojas Estapé
Padres conscientes, niños felices, Helen Flix
Mejor educados, Gregorio Luri
Lo hago como madremente puedo, Andrea Ros
Educar sin miedo, Dra. Becky Kennedy
La buena y la mala educación, Inger Enkvist
Aprendiendo de los mejores, Francisco Alcaide Hernández
Cómo hacer que pasen cosas buenas, Marian Rojas Estapé
El cerebro del niño explicado para padres, Álvaro Bilbao
Educar sin gritar, Guillermo Ballenato
Educar en el vínculo, Rafael Guerrero
Contra la nueva educación, Alberto Royo
Cerebro, infancia y juego, María Couso
Mal educadas, María Florencia Freijo
Pequeños grandes talentos, Francesca Valla y Elena Martínez Nuño
Aprendizaje para la vida, Lourdes Jiménez García
Bésame mucho, Carlos González
Guía para ser buenos padres de hijos adolescentes, Fernando
    Alberca de Castro
El arte de pensar, José Carlos Ruiz
Todos los niños pueden ser Einstein, Fernando Alberca de Castro
Nuestros hijos en la red, Silvia Barrera

Índice